古今特效单验方

主　审　侯振民
主　编　贾六金
副主编　张　焱　袁　叶　赵　键
编　委（以姓氏笔画为序）
王逸华　师会娟　刘小渭　张　焱
范梅红　赵　键　赵有德　侯振民
贾六金　秦艳虹　袁　叶　曹　霞

中国中医药出版社
·北　京·

图书在版编目（CIP）数据

古今特效单验方 / 贾六金主编 .—北京：中国中医药出版社，2018.6（2019.11重印）

ISBN 978-7-5132-4736-8

Ⅰ. ①古…　Ⅱ. ①贾…　Ⅲ. ①验方—汇编　Ⅳ. ① R289.5

中国版本图书馆 CIP 数据核字（2018）第 001289 号

中国中医药出版社出版

北京经济技术开发区科创十三街31号院二区 8号楼

邮政编码　100176

传真　010-64405750

河北省武强县画业有限责任公司印刷

各地新华书店经销

开本 880 × 1230　1/32　印张 6.5　字数 157 千字

2018 年 6 月第 1 版　2019 年 11月第 2 次印刷

书号　ISBN 978 – 7 – 5132 – 4736 – 8

定价　49.00 元

网址　www.cptcm.com

社 长 热 线　010–64405720

购 书 热 线　010–89535836

维 权 打 假　010–64405753

微信服务号　zgzyycbs

微商城网址　https：//kdt.im/LIdUGr

官 方 微 博　http：//e.weibo.com/cptcm

天猫旗舰店网址　https：//zgzyycbs.tmall.com

如有印装质量问题请与本社出版部联系（010-64405510）

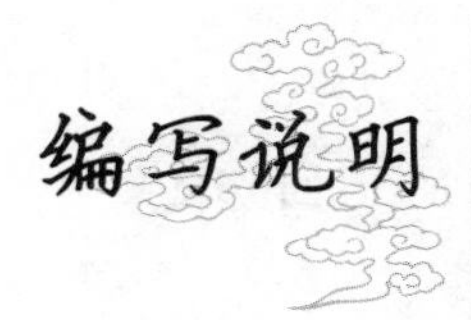

编写说明

1992年出版的《古今特效单验方》受到广大中医爱好者的欢迎，近几年来不断收到全国各地读者的求购信。为了进一步贯彻落实新形势下，以基层为重点，以改革创新为动力，预防为主，中西医并重，把健康融入所有政策，人民共建共享的卫生与健康工作方针，同时为了满足广大读者及中医药人员的需要，造福百姓，我们重新编写了《古今特效单验方》。

本书注重实用性，打破教材的格式，编写人员均为中医药高等院校专家教授和地市县医院有丰富临床经验的医生。在编写过程中力求系统、新颖和实用，在不影响中医体系完整性的前提下，吸取确有实效的经方古方和单方验方，体现预防第一的方针。

本书体例由方名、出处、组成、功效、适应证、用法、辨证加减等几部分组成，实用性强，文字通俗易懂，即使不懂医的广大百姓，若能仔细阅读，对症用方，也能收到意想不到的效果。

贾六金教授、侯振民教授在百忙之中为编写本书付出了很多心血，同时，在编写本书过程中，贾六金工作室成员也付出了辛勤的劳动，在此一并表示感谢！

《古今特效单验方》编委会

2018年2月

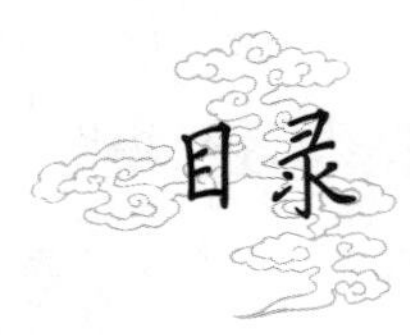

目录

第一章　内　科

一、感冒

感冒是由外邪侵入人体而出现发热、恶寒、鼻塞、头痛、脉浮为主症的外感病。西医学上呼吸道感染、流行性感冒属于本病的范畴。一般分为风寒、风热、风湿、暑湿四型。

1. 羌蒡蒲薄汤（《中医方剂临床手册》）

[**组成**] 羌活 9g，牛蒡子 9g，蒲公英 30g，薄荷 6g。

[**功效**] 辛凉解毒。

[**适应证**] 适用于外感发热，上焦热毒偏盛的感冒。发热，微恶风寒，无汗或有汗不畅，头痛口渴，咽喉红肿，舌尖红，苔薄白或薄黄，脉浮数。

[**用法**] 每日 1 剂，水煎服，日服 2 次。

2. 特效感冒宁（《名医治验良方》）

[**组成**] 苏叶 10g，薄荷 10g，藿香 10g，防风 10g，荆芥 10g，金银花 12g，苍术 10g，黄芪 10g，甘草 3g。

[**功效**] 发汗、祛湿、清热。

[**适应证**] 适用于外感风寒、内有蕴热之感冒。感冒时邪，鼻流清涕，咽痛，咳嗽或伴见恶心，大便稀，或有发热恶寒，舌苔薄白或微黄腻，脉浮缓。

[**用法**] 每日 1 剂，水煎 2 次，日服 3 次。

3. 荆防败毒散加减（《摄生众妙方》）

[**组成**] 荆芥 6g，防风 6g，羌活 6g，独活 6g，川芎 9g，枳壳

6g，柴胡 9g，桔梗 9g，茯苓 9g，甘草 3g。

[功效] 散寒解表。

[适应证] 风寒感冒。恶寒发热，无汗不渴，鼻塞声重，咳嗽有痰，痰液清稀，身体酸困，舌苔薄白，脉浮数。

[用法] 每日 1 剂，水煎 500mL，分 2 次温服。

4. 葱姜橘皮汤（《特效按摩加小方治病法》）

[组成] 鲜葱白 15g（连须），鲜生姜 9g（连皮），橘皮 10g（鲜者加倍），食糖 20g。

[功效] 散寒解表。

[适应证] 风寒感冒。恶寒、发热、头痛、身疼、无汗、鼻塞、流涕、苔薄白、脉浮紧。

[用法] 清水煎 5 分钟，去渣，加糖调和，分 2 次服用。每日 1～2 剂。

5. 银菊贝母汤（《特效按摩加小方治病法》）

[组成] 金银花 15g，滁菊花 12g，大贝母 10g，生甘草 4g。

[功效] 清热化痰止咳。

[适应证] 风热感冒。发热，微恶风寒，无汗或有汗不畅，头痛口渴，咽喉红肿，苔薄白或薄黄，脉浮数。

[用法] 清水煎，二煎混合，分作 2 次服，每日 1 剂。

6. 清解表热方（《印会河抓主症经验方解读》）

[组成] 桑白皮 9g，桑叶 9g，菊花 9g，黄芩 12g，山豆根 10g，鱼腥草 30g，枇杷叶 9g，芦根 30g，生石膏 30g（先煎）。

[功效] 清解表热。

[适应证] 主治发热恶寒，热重寒轻，头胀痛，口渴思饮，鼻塞流涕，咳嗽，咽痛，舌边尖红赤，苔白或微黄，脉浮数。

[用法] 水煎服，日 3～4 次服用。

[辨证加减] 咽痛甚者加桔梗 9g、牛蒡子 9g；咳嗽甚者加杏仁 9g；无汗恶寒甚者加荆芥 9g、薄荷 3g；身痛明显者加羌活 9g、紫苏叶 9g。

7. 小柴胡汤加减方（《印会河抓主症经验方解读》）

[组成] 柴胡 10g，黄芩 15g，半夏 10g，生石膏 30g（先煎），鱼腥草 30g，山豆根 10g，生姜 10g。

[功效] 和解少阳，两解寒热。

[适应证] 寒热往来，寒后热作，热后汗出，频频嬗递，周而复始。甚者咽喉干痛，口苦胁痛，呕吐苦液或胸胁苦满，口苦咽干目眩，耳鸣耳聋，苔白脉弦。可用于西医学的上呼吸道感染。

[用法] 水煎服，每日 1 剂，分 2 次温服。

[辨证加减] 便实加大黄 9g（后下）；呕甚加竹茹 9g。

8. 三仁汤合升降散加减（《国医大师验案良方》）

[组成] 杏仁 12g，滑石 15g，通草 6g，白豆蔻 5g（打，后下），竹叶 10g，厚朴 6g，生薏苡仁 20g，法半夏 l0g，蝉蜕 6g，苍术 6g，青蒿 10g（后下），黄芩 10g。

[功效] 宣透清化，清热化湿，透邪外达。

[适应证] 感冒症见发热，微恶寒，身体疼痛，乏力，口干饮水不多，或伴胸闷脘痞，无汗或汗出不畅，或呕恶纳呆，大便溏泄，舌淡红，苔薄白腻，脉浮略数。

[用法] 水煎服，每日 1 剂，分 2 次温服。

9. 麻杏甘石汤合升降散加减（《国医大师验案良方》）

[组成] 炙麻黄 6g，生石膏 30g（先煎），炒杏仁 10g，炙甘草 6g，白僵蚕 10g，片姜黄 9g，蝉衣 6g，薄荷 6g（后下），连翘 15g，金银花 15g，黄芩 15g，芦根 15g，生薏苡仁 20g。

[功效] 辛凉解表，宣肺化湿。

[适应证] 感冒表寒里热夹湿证，症见发热明显，恶寒，甚则寒战壮热，伴头痛关节痛，口干饮水不多，干咳少痰，舌偏红，苔薄黄微腻，脉浮数。

[用法] 水煎服，每日1剂，分2次温服。

10. 达原饮加减（《国医大师验案良方》）

[组成] 青蒿10g（后下），竹茹10g，法半夏10g，赤茯苓15g，黄芩10g，炒杏仁10g，陈皮6g，生薏苡仁30g，滑石20g，青黛6g（包煎），苍术6g，郁金10g。

[功效] 开达膜原，辟秽化浊。

[适应证] 发热恶寒，或寒热往来，伴身痛，呃逆，口干苦，纳差，或伴呛咳，气促，舌苔白浊腻或如积粉，脉弦滑数。

[用法] 水煎服，每日1剂，分2次温服。

11. 参麦散或沙参麦门冬汤加减（《国医大师验案良方》）

[组成] 太子参15g，沙参10g，白扁豆12g，炙甘草3g，山药10g，玉竹10g，法半夏6g，芦根15g。

[功效] 扶正透邪，益气养阴。

[适应证] 恢复期多在发病后10～14天，症见热退，心烦，口干，汗出，乏力，气短，纳差，舌淡红，质嫩。苔少或苔薄少津，脉细或脉细略数。

[用法] 水煎服，每日1剂，分2次温服。

12. 表里和解丹（《国医大师验案良方》）

[组成] 僵蚕45g，蝉衣30g，甘草30g，大黄15g，皂角15g，广姜黄15g，乌梅炭15g，滑石18g；研极细末，以鲜藿香汁3g，鲜薄荷汁3g，鲜萝卜汁24g，成丸如绿豆大。

[功效] 疏表泄热，清肠解毒。

[适应证] 急性热病初起不论成人、小儿，除正气亏虚或脾虚

便溏，或发热极轻而恶寒较甚者外，均可服用。

[用法] 水煎服，每日 1 剂，分 2 次温服。

13. 防甲型 H1N1 流感方（《国医大师验案良方》）

[组成] 生甘草 6g，金银花 15g，玄参 10g，陈皮 6g，大枣 5 枚。

[功效] 清热解毒利咽。

[适应证] 成人预防甲型 H1N1 流感。

[用法] 每日 1 剂，清水煎，每剂水煎 300～400mL，150～200mL/ 次，早晚各一次。可预防性服用 3～5 天。

二、咳嗽

咳嗽是指肺气上逆作声，咯吐痰涎而言。西医学的急、慢性支气管炎，支气管扩张等，常以咳嗽为主要症状。一般分为风寒、风热、痰湿、肺热、肺虚五种类型。

1. 宁肺止咳汤（《中国中医药报》成肇仁验方）

[组成] 苏叶 10g，苏子 10g，杏仁 10g，半夏 10g，茯苓 10g，陈皮 10g，白芥子 6g，炒莱菔子 30g，紫菀 10g，白前 10g，厚朴 10g，桔梗 6g，炙甘草 6g。

[功效] 宣肺化痰，宁肺止咳。

[适应证] 咳嗽咳痰诸症。

[用法] 每剂中药先用冷水浸泡 30 分钟后，武火煮沸，再用文火煎煮 15～20 分钟，每剂煎煮 2 次，取汁混匀分早中晚 3 次于饭后 30～60 分钟左右温服，每天 1 剂，连服 7～14 天。服药期间宜饮食清淡，寒温适宜，规律作息，避免劳累，防止反复外感。

2. 干咳治疗方（验方）

［组成］茯苓 15g，牡蛎 15g（先煎），陈皮 15g，杏仁 15g，半夏 10g，薏苡仁 15g，甘草 6g，冰糖 50g。

［功效］润肺止咳。

［适应证］干咳无痰或痰少而黏，伴咽干，喉痒，口渴，舌红少津，苔薄白或薄黄，脉浮数。

［用法］水煎，日 1 剂，睡前服。

3. 通宣理肺汤（《中国药典》）

［组成］苏叶 6g，前胡 9g，桔梗 12g，杏仁 9g，麻黄 3g，陈皮 9g，半夏 6g，茯苓 9g，枳壳 9g，黄芩 9g，甘草 3g。

［功效］宣肺散寒。

［适应证］发热恶寒，咳嗽，多痰，痰液清稀，鼻流清涕，头痛，无汗，身体酸困。

［用法］每日 1 剂，水煎 500mL，分 2 次温服。

4. 胶蛤汤（《千家名老中医妙方秘典》）

［组成］生地黄 15g，阿胶珠 10g，玄参 10g，川贝 5g，海蛤壳 12g，紫菀 10g，款冬花 10g，当归 10g，白芍 10g，丹参 12g，丹皮 10g，炙甘草 6g，蜂蜜 1 匙（冲）。

［功效］润肺止血。

［适应证］咳嗽少痰，咯血较多，颧红、手足心热等阴虚症状。

［用法］每日 1 剂，水煎 2 次，每日服 2 次，早、晚饭后 1 小时服。

5. 清肺定咳汤（《国医大师验案良方》）

［组成］金荞麦 20g，鱼腥草 15g（后下），白花蛇舌草 20g，天浆壳 12g，化橘红 6g，苍耳子 10g，枇杷叶 10g（去毛包），生

甘草 5g。

[**功效**] 清肺泄热，化痰止咳。

[**适应证**] 痰热蕴肺，咳嗽顽固，久咳不愈，痰黄质黏稠等症。

[**用法**] 水煎服，每日 1 剂，分 2 次温服。

[**辨证加减**] 高热咽喉肿痛，腮肿目赤加蝉衣、僵蚕；恶寒者加炙麻黄；高热便秘者加牛蒡子或生大黄；咳喘甚者加葶苈子、桑白皮。

6. 旋覆夏麻芍草汤（《国医大师验案良方》）

[**组成**] 旋覆花 8g（包煎），生旱半夏 6 ~ 10g，生麻黄 1.5g，茯苓 6g，生姜 3 片，生白芍 3g，甘草 3g。

[**功效**] 宣肺、散寒、止咳。

[**适应证**] 通治风寒久咳，凡因中西医误治之外感风寒久咳不愈者，毋论新久虚实或寒热夹杂，甚至缠绵数月或半年未见化燥化火者，或遍用中西诸药未效者。

[**用法**] 口杯加盖隔水炖服。

[**辨证加减**] 咽痛喉痒者加桔梗、前胡、薄荷；恶风，食少乏力，手足不温者加徐长卿、荆芥；久咳痰少黏稠加浙贝母、桑叶。

7. 宣肺止嗽汤（《国医大师验案良方》）

[**组成**] 炙麻黄 5g，瓜蒌 5g，杏仁 10g，制半夏 10g，前胡 10g，大贝母 10g；佛耳草 12g，生甘草 3g。

[**功效**] 宣肺止咳。

[**适应证**] 外感咳嗽，症见咳嗽频频，咽痒则咳，或阵发呛咳，气急，或咳声不扬，甚至咳延数周逾月，咯吐泡沫黏痰，色白或淡黄，量少或多，咽部可有急性或慢性充血证，舌质淡红、苔薄白，脉浮滑。

[用法] 水煎服，每日 1 剂，分 2 次温服。

[辨证加减] 风邪在表加苏叶 10g、桑叶 10g；寒痰伏肺加细辛 3g；痰湿上扰加茯苓 10g、橘皮 6g；肺热内蕴加石膏 15g（先煎）、知母 10g；痰热内蕴加桑白皮 12g、冬瓜子 10g；阴津耗伤加南沙参 10g、天花粉 10g。

8. 润降止咳方（《国医大师验案良方》）

[组成] 南沙参 15g，麦冬 22g，桃仁 12g，杏仁 12g，炒苏子 9g，黛蛤散 9g（包煎），炙百部 9g，白茅根 15g，芦根 15g，炙甘草 6g。

[功效] 润肺降气止咳。

[适应证] 感时邪咳嗽，迁延不愈，干咳少痰，或咳逆痰滞，以咳为主，或呛咳面赤，甚或胶痰闭阻气道致喘憋，阵发性加剧，痰白黏量少，舌淡红，苔薄而不厚腻，脉弦，或细，或寸脉小滑，或小数。

[用法] 水煎服，每日 1 剂，分 2 次温服。

三、哮喘

哮喘又名喘鸣、喘喝、上气。中医认为系素有痰饮又复感外邪或劳累过度而诱发。主要因痰气交阻，闭阻气道，肺气失去宣降所产生的一系列症状。本病一年四季均可发生，秋冬季节尤易发生。

哮喘常在夜间发作，病人突然感到胸闷窒息，迅速发生呼吸困难，呼气延长，发作停止前开始咳嗽，咯出大量粘液泡沫样痰后，呼吸逐渐通畅，哮喘渐缓。严重的哮喘发作持续 24 小时以上，患者面色苍白，唇甲发绀，大汗淋漓，四肢厥冷，甚至因严重缺氧而导致呼吸衰竭，如不及时救治可并发肺气肿、气胸等严重疾病。

1. 射干麻黄汤加减（《伤寒论》）

[组成] 麻黄 6g，射干 12g，细辛 3g，紫菀 12g，款冬花 12g，半夏 12g，黄芩 12g，白果 12g，大枣 12g，生姜 9g。

[功效] 温肺祛痰。

[适应证] 呼吸困难，喉中哮声阵阵，痰白黏或稀薄多沫，不能躺卧，面色青白或晦暗，口不渴或渴喜热饮；或伴发热畏寒，无汗头痛，咳嗽喉痒，鼻流清涕，舌淡白，脉浮紧。

[用法] 每日 1 剂，水煎服，分 2 次温服。

2. 麻杏石甘汤加味方（《印会河抓主症经验方解读》）

[组成] 麻黄 9g，杏仁 9g，生甘草 6g，生石膏 30g（先煎），桑白皮 12g，葶苈子 9g。

[功效] 清降肺热。

[适应证] 主治肺热咳喘伴有喉间痰声，痰少不易咳出；哮喘不能平卧痰少者；高热微寒，胸满口渴，苔薄白或黄，脉浮数，甚者呼吸有声。可用于西医学的支气管哮喘、急性肺炎、麻疹并发肺炎、大叶性肺炎及高热属肺壅气热者。

[用法] 水煎服，日 2 次。

[辨证加减] 高热加黄芩 9g、连翘 9g，以清肺卫之热；如麻疹合并肺炎疹色暗红者加紫草 12g、赤芍 9g，以活血清营；疹未透发加桔梗 9g、薄荷 4.5g、荆芥 9g、牛蒡子 9g，以散风透疹；有上呼吸道感染症状及肺炎，有恶寒表证未罢者，可于本方内加鱼腥草 30g、山豆根 10g，以清热解毒消炎，或加大青叶 15g，以加强清热解毒作用。

3. 小青龙汤加味方（《印会河抓主症经验方解读》）

[组成] 麻黄 9g，桂枝 9g，半夏 9g，细辛 6g，五味子 9g，干

姜 6g，白芍 9g，甘草 6g，生石膏 30g（先煎）。

[功效] 温散水饮。

[适应证] 主治咳喘突发，畏寒背冷，或咳喘年久，痰稀量多，吐出甚爽，倚息不能平卧，心悸气短，胸闷干呕，头面及四肢有轻度水肿，舌淡苔白，脉弦。用于西医学的急、慢性支气管炎，支气管哮喘，肺炎，肺气肿，肺源性心脏病属水饮内停者。

[用法] 水煎服，日 2 次。

[辨证加减] 胸闷加炒白芥子 9g、炒莱菔子 12g，以化痰降气；喘嗽痰鸣者加地龙 10g、僵蚕 10g、全蝎 6g，以祛风定喘；水肿甚者，加茯苓 30g、泽泻 30g，以利尿消肿。

4. 清燥救肺汤加味方（《印会河抓主症经验方解读》）

[组成] 桑叶 10g，桑白皮 15g，杏仁 10g，麦冬 12g，阿胶 10g（烊化），生石膏 30g，枇杷叶 10g，沙参 15g，黑芝麻 10g（打），芦根 30g，生甘草 6g，石斛 10g，黛蛤散 9g（包煎）。

[功效] 清燥润肺。

[适应证] 主治咳喘无痰，或咳吐白色泡沫，质轻而黏，甚难咳出，常咳逆连声，状似顿咳，咽喉干痛，甚则引起干呕或咯血，舌质红，舌苔少，脉细数。可用于西医学的急、慢性支气管炎，支气管哮喘，肺炎，肺气肿，肺心病，肺结核，弥漫性肺间质纤维化，间质性肺炎，肺癌以及小儿百日咳等病。

[用法] 水煎服，日 2 次。

[辨证加减] 若鼻塞流涕、咽痛，可加山豆根 10g、鱼腥草 30g，以清热解毒；如咳喘阵作，可加僵蚕 10g、全蝎 6g、蜈蚣 6g、地龙 15g（以上可任选一、二味），以定风脱敏；若癌症可加白花蛇舌草 30g、半枝莲 18g，以解毒抗癌。

5. 蛤蚧沉香散（《特效按摩加小方治病法》）

[**组成**] 人参 50g，蛤蚧 100g，沉香粉 15g。

[**功效**] 纳气平喘。

[**适应证**] 喘促日久，动则喘甚，呼多吸少，形瘦神疲，汗出肢冷，舌淡苔白，脉沉弱。

[**用法**] 前二味烘干，研为细末，与沉香粉混合，密封备用。每服 2～5g，每日 2～3 次，温开水送服。

6. 保肺汤（《岳美中医案》）

[**组成**] 党参 12g，黄芪 18g，麦冬 12g，五味子 6g，贝母 12g，百部 6g，葶苈子 4.5g，前胡 9g，桔梗 6g，枳壳 6g，橘仁 9g，山药 18g，炙甘草 6g，红枣 12g。

[**功效**] 健脾益肺平喘。

[**适应证**] 咳嗽、咳痰多年，喘息气促，夜重昼轻，舌苔白，脉虚。

[**用法**] 水煎服，每日 1 剂。

7. 温肾纳气方（《新编经验方》）

[**组成**] 桂枝 6g，茯苓 9g，白术 9g，炙甘草 4.5g，补骨脂 9g，熟地黄 15g，山萸肉 9g，制附子 9g，五味子 3g，半夏 9g，远志 6g，麝香 1.5g（冲）。

[**功效**] 温肾化饮平喘。

[**适应证**] 喘促日久，动则喘甚，呼多吸少，形瘦神疲，汗出肢冷，舌淡苔白，脉沉弱。

[**用法**] 水煎服，每日 1 剂，日服 3 次。

8. 温阳化饮方（《中国中医秘方大全》）

[**组成**] 制附子 9g，姜竹茹 9g，葶苈子 9g，细辛 3g，五加皮 9g，茯苓 9g，陈葫芦 18g，白术 9g，米仁根 18g，蔓荆子 12g。

[功效] 温肺化痰除湿。

[适应证] 喘促日久，短气，咳痰量多，质稀色白，形寒肢冷，得寒加重，得温症减。舌淡苔白，脉弦滑。

[用法] 水煎服，每日 1 剂，日服 2 次。

9. 治肺气肿方（《邓铁涛临床经验辑要》）

[组成] 五爪龙 30g，太子参 30g，白术 15g，云茯苓 15g，甘草 5g，苏子 10g，莱菔子 10g，白芥子 10g，鹅管石 30g（先煎）。

[功效] 健脾降气化痰。

[适应证] 喘促短气，气怯声低，咳声低微，痰吐稀薄，量多，咽喉不利，舌质淡红，脉细弱。

[用法] 每日 1 剂，水煎服，日服 2～3 次。

[辨证加减] 咳嗽甚者，加百部 10g、紫菀 10g、橘络 10g；喘甚者，加麻黄 6g，地龙 10g。

10. 五子定喘汤（《国医大师验案良方》）

[组成] 紫苏子 10g，葶苈子 10g，莱菔子 10g，杏仁 10g，白芥子 5g。

[功效] 化痰逐饮平喘。

[适应证] 痰浊水饮久居肺脏，每因感受寒邪，饮食劳倦，情志变动而诱发，搏击气道，则出现痰涎壅盛，黏稠不爽，胸膈满闷，纳差便秘，苔腻脉滑等。

[用法] 水煎服，每日 1 剂，分 2 次温服。

[辨证加减] 兼咳嗽加前胡、白前、紫菀、款冬花；胸闷加厚朴，陈皮；便秘加全瓜蒌、麻仁。

11. 理饮汤（《国医大师验案良方》）

[组成] 白术 12g，干姜 15g，桂枝 6g，炙甘草 6g，茯苓 6g，生杭芍 6g，橘红 4.5g，川厚朴 4.5g。

[功效] 健脾化痰逐饮。

[适应证] 咳嗽，痰多色白易于咳出，喉中痰声漉漉，脘闷呕恶，晨起尤甚，间或纳呆或便溏腹胀，舌苔白厚腻，脉缓或濡，或有轻度浮肿。

[用法] 水煎服，每日 1 剂，分 2 次温服。

四、肺痈

肺痈是指肺叶生疮，形成脓肿的一种疾病，属内痈。临床以发热，咳嗽，胸痛，咯吐腥臭脓血浊痰为主症。西医学所称继发性、血源性肺脓肿多属本病范畴。

1. 葶苈大枣泻肺汤（《金匮要略》）

[组成] 葶苈子 12g，大枣 15g。

[功效] 开肺逐邪。

[适应证] 胸中胀满，痰涎壅塞，咳喘不得卧，甚则一身面目浮肿，鼻塞流涕。

[用法] 先煮枣，水 200mL，去枣，再下葶苈子，煮取 100mL，顿服。

2. 清肺汤（《三因极 – 病证方论》）

[组成] 薏苡仁 9g，防己 9g，杏仁 9g，冬瓜皮 9g，鸡子白皮 3g。

[功效] 清肺化痰。

[适应证] 咳嗽，喘逆上气，发热汗出，咽中如有异物感，苔黄腻，脉滑数。

[用法] 上药共研为末，每用 12g，加苇叶半握，水煎服，日服 2 次，或用饮片水煎服。

3. **桔梗汤**（《伤寒论》）

[**组成**] 桔梗 9g，甘草 6g。

[**功效**] 宣肺利咽排脓。

[**适应证**] 咳嗽有痰，咽喉脓肿，疼痛，舌红苔黄，脉滑数。

[**用法**] 水煎服，每日 1 剂，日服 2 次。

4. **桔梗汤**（《济生方》）

[**组成**] 桔梗 3g，桑白皮 3g，贝母 3g，防己 3g，瓜蒌子 3g，枳壳 3g，当归 3g，薏苡仁 3g，百合 2g，黄芪 5g，杏仁 2g，甘草 2g。

[**功效**] 扶正托毒。

[**适应证**] 气阴大伤，面色不华，形体消瘦，咳吐脓血，口燥咽干，脉虚数。

[**用法**] 生姜水煎服，每日 1 剂，日服 2 次。

5. **千金苇茎汤加味方**（《印会河抓主症经验方解读》）

[**组成**] 桃仁 10g，生薏苡仁 30g，冬瓜子 30g（打），芦根 30g，大青叶 30g，鱼腥草 30g。

[**功效**] 祛瘀清肺。

[**适应证**] 主治发热咳嗽，胸痛，呼吸咳嗽痛甚，或呼吸不畅，睡卧时转侧不利，吐痰初为铁锈色，或为血痰，继则痰味变腥变臭，吐出脓痰。可用于西医学的大叶性肺炎、肺结核、肺脓肿、脓胸等的咳吐脓血。

[**用法**] 水煎，每日 1 剂，早晚温服。

[**辨证加减**] 胸闷加葶苈子 9g，以泻肺；胸胁痛甚加赤芍 30g、丹参 15g，以活血；表证不罢加金银花 15g、连翘 9g；热甚加生石膏 30g，以清热保津；大量吐脓痰加桔梗 10g、生甘草 6g，以助排脓解毒；肺热甚加桑白皮 15g、地骨皮 15g，以清肺热；胸

痛甚者加广郁金 10g、橘络 3g，以活瘀通络。

五、胸痹

胸痹是指胸中闷痛，甚则胸痛彻背，短气汗出，喘息不得卧为主症的疾病。西医学冠心病多属本病范畴。

1. 瓜蒌薤白白酒汤（《金匮要略》）

[**组成**] 瓜蒌 24g，薤白 12g，白酒 6mL。

[**功效**] 温通心阳。

[**适应证**] 胸背疼痛，痰多喘闷，气短不得卧，苔白腻而滑，脉沉弦。

[**用法**] 三味同煮，每日 1 剂，分 2 次温服。

2. 枳实薤白桂枝汤（《金匮要略》）

[**组成**] 枳实 3g，厚朴 12g，薤白 9g，桂枝 3g，瓜蒌 10g。

[**功效**] 通阳降逆。

[**适应证**] 胸阳不振，痰气互结，胸满甚或胸痛彻背，喘息咳唾，短气，气从胁下冲逆，上攻心胸，舌苔白腻，脉沉弦或紧。

[**用法**] 先煮枳实、厚朴，取 400mL，去渣，纳诸药，分 3 次温服。

3. 薏苡附子散（《金匮要略》）

[**组成**] 薏苡仁 12g，制附子 12g。

[**功效**] 散寒除痹。

[**适应证**] 胸痹喘息咳唾，胸背彻痛，短气，四末厥冷，筋脉拘急，舌质淡，苔白滑，脉沉或沉紧。

[**用法**] 上二味共为细末，每日 3 次，每次 3g，白开水冲服。或水煎服。

4. **旋覆花汤加味方**（《印会河抓主症经验方解读》）

[组成] 旋覆花15g（包煎），茜草9g，红花9g，丹参15g，川芎9g，赤芍15g，降香9g，瓜蒌仁30g，青葱管10g。

[功效] 开胸通痹。

[适应证] 主治左侧胸部偏痛，发堵，甚或痛引肩臂，脉律不齐，睡眠不佳，严重时可见肢冷唇青，出冷汗，猝然昏厥，舌苔黏腻，或左胸痹痛，心络瘀阻，常欲捶扑敲击者。可用于西医学的冠心病、心绞痛、心肌梗死、胸膜炎及胸膜炎粘连症等。

[用法] 水煎服，日2次分服。

[辨证加减] 失眠严重者加琥珀末1.5g，睡前吞服；痰湿壅盛，胸闷窒痛，气短喘促，便秘不爽，苔腻脉滑者，加入瓜蒌薤白半夏汤通阳泄浊，化痰祛湿；寒凝气滞，胸痛彻背，四肢厥冷，恶寒且口不渴，苔白脉沉者，则合枳实薤白桂枝汤或橘枳姜汤，温阳散寒；如系湿郁化热，湿热郁阻而胸痛烦闷，渴欲饮冷，舌红苔黄，则配苓杏苡甘汤，取其利湿通痹，以泄其热；若属心阳暴脱大汗淋漓，四肢厥逆，心悸气短，脉沉微欲绝，当用薏苡附子散，甚则加真武汤合苓桂术甘汤以回阳救逆固脱，重用附子可达30g，一般不少于15g，且宜久煎。

5. **邓氏冠心胶囊**（《国医大师验案良方》）

[组成] 党参15g，五爪龙15～30g，白术9g，法半夏9g，茯苓12g，橘红5g，竹茹9g，枳壳9g，甘草5g，川芎9g。

[功效] 益气健脾，化瘀活血。

[适应证] 冠心病，胸闷胸痛，舌色紫暗。

[用法] 水煎服，每日1剂，分2次温服。

[辨证加减] 若瘀血明显，胸闷痛频作，舌紫暗，舌下脉络

迂曲怒张者，合邓老家传“五灵止痛散”（蒲黄 2 份、五灵脂 2 份、冰片 1 份）1.5～3g 冲服。

6. 肾心痛方（《国医大师验案良方》）

[**组成**] 淡附子 6g（先煎），仙灵脾 15g，肉苁蓉 10g，茯苓 20g，丹参 15g，太子参 12g，白术 12g，熟地黄 12g（先煎），芍药 12g，麦冬 10g，五味子 4g，生牡蛎 20g。

[**功效**] 温肾阳，益心气。

[**适应证**] 适用于肾阳虚衰导致的心痛。

[**用法**] 水煎服，每日 1 剂，分 2 次温服。

六、真心痛

真心痛多属脏器虚衰，气血不足，常因寒邪内侵、痰浊内盛、情志不遂或劳累过度而导致血行瘀滞、心脉痹阻不通突发本病，多见于中老年人。

本病多在夜间发作，患者突然心悸、怔忡、心烦不安，继则心前区憋闷疼痛，疼痛放射到肩背内臂，时发时止；甚者心痛彻背，背痛彻心。如不及时治疗可出现暴痛欲绝，大汗淋漓，四肢厥冷，面色苍白，脉微欲绝，甚至昏厥而死。

1. 三参调脉汤（《特效按摩加小方治病法》）

[**组成**] 太子参 30g，沙参 15g，丹参 20g，片姜黄 9g。

[**功效**] 益气补血。

[**适应证**] 患者突然心悸、怔忡、心烦不安，继则心前区憋闷疼痛。

[**用法**] 水煎，二煎混合，分 2 次服。平时隔日 1 剂，预防急性发作。

2. 宽胸缓痛汤（《特效按摩加小方治病法》）

[组成]全瓜蒌15g，炒薤白15g，炒赤芍12g，炙甘草9g。

[功效]豁痰宽胸理气。

[适应证]患者突然心悸、怔忡、心烦不安，继则心前区憋闷疼痛，疼痛放射到肩背内臂，时发时止；甚者心痛彻背，背痛彻心。

[用法]水煎，二煎混合，分2次服。偶有胸前闷痛时，每日服1剂。

七、不寐

不寐是指不能获得正常的睡眠。常因精神过度紧张，劳心忧思日久或体虚气血不足所致。轻者入眠困难，时睡时醒，醒后难以再寐；重者整晚不能入睡，并常伴见头痛、头晕、心悸、健忘、食欲减退、精神疲惫等症。

1. 五味归枣酒（《特效按摩加小方治病法》）

[组成]五味子150g，当归120g，大枣60g。

[功效]补益心脾。

[适应证]不易入睡，多梦易醒，心悸健忘，面色少华，脉细无力。

[用法]用中度酒浸泡10天，每晚睡前服1～2杯。

2. 交泰散（《特效按摩加小方治病法》）

[组成]黄连40g，上肉桂80g。

[功效]交通心肾。

[适应证]心烦不寐，入睡困难，伴头晕耳鸣，腰膝酸软，舌红少苔，脉细数。

[用法]将二药烘干，研为细末，每取6～9g，米饭为丸，开

水送下，日 2 次。

3. 酸枣仁汤（《金匮要略》）

[组成] 酸枣仁 15g，茯苓 12g，知母 10g，川芎 9g，甘草 4g。

[功效] 安神除烦。

[适应证] 虚烦不得眠，心悸盗汗，头目眩晕，咽干口燥，舌红，脉弦或细数。

[用法] 水煎，日 1 剂，每日 2 次温服。

4. 黄连阿胶鸡子黄汤（《伤寒论》）

[组成] 鸡子黄 2 枚，黄连 12g，黄芩 3g，阿胶 9g，白芍 3g。

[功效] 滋阴清热。

[适应证] 心中烦躁，辗转不眠，发热不已，手足心热，口干盗汗，小便短赤，舌红绛而干，脉细数。

[用法] 先煮黄连、黄芩、白芍三味，加水 8 杯，浓煎至 3 杯，去渣，加阿胶烊化，再加入鸡子黄搅拌均匀。

5. 桂枝甘草龙骨牡蛎汤（《伤寒论》）

[组成] 桂枝 15g，甘草 30g，龙骨 30g，牡蛎 30g。

[功效] 温阳除烦。

[适应证] 心悸不寐，四肢不温，胸痛气急，怔忡不适，脉细或迟。

[用法] 水煎，日 1 剂，每日 2 次温服。

6. 印氏柴芩温胆汤方（《印会河抓主症经验方解读》）

[组成] 柴胡 9g，黄芩 9g，半夏 9g，青皮 9g，枳壳 9g，竹茹 9g，龙胆草 9g，栀子 9g，珍珠母 30g（先煎），夜交藤 30g。

[功效] 除痰降火。

[适应证] 主治睡梦纷纭或睡少梦多，白天心烦易怒，胸脘胀

闷、两侧头痛，口苦苔黄，脉弦数。甚则哭笑无常、打人骂人。广泛用于失眠、惊悸、眩晕、癫狂、头痛、夜游、脏躁等症。可用于西医学之神经官能症、神经衰弱、窦性心动过速、梅尼埃病、精神失常、神经性呕吐、神经性头痛、癔症、自主神经功能紊乱属痰热者。

[用法]水煎，日2次分服。

[辨证加减]症状较重者加天竺黄9g、胆南星9g；若属痰火扰心、哭笑无常、打人骂人，加青礞石30g(先煎)、大黄15g(后下)，即除痰降火方，临床应用时以及早泻下为好；神志不清或健忘者加菖蒲9g、郁金9g、远志6g；惊悸或属窦性心动过速者加生龙齿30g；痰厥头痛或属神经性头痛者加胆南星9g、天竺黄9g、生龙齿30g；神经性呕吐者，原方去龙胆草、栀子、珍珠母、夜交藤，加生姜9g；眩晕或属梅尼埃病去珍珠母、夜交藤，加大青叶30g、苍耳子9g、生姜9g，对此中医不主张用镇静药，但神经衰弱或癔症性眩晕者可用镇静药；夜游者加胆南星9g、天竺黄9g；痰热引起月经闭阻者加桃仁9g、大黄9g；大便稀者青皮易陈皮，去栀子，黄芩减半，枳壳炒之，加茯苓12g；不心烦者去栀子，龙胆草；兼有肝肾阴虚者加桑椹子30g、枸杞子9g。

7. 印氏除痰降火方（《印会河抓主症经验方解读》）

[组成]柴胡9g，黄芩15g，半夏12g，青皮9g，枳壳9g，竹茹9g，龙胆草9g，栀子9g，制南星6g，天竺黄9g，石菖蒲9g，远志6g，珍珠母30g（先煎），青礞石50g（先煎）。

[功效]除痰降火。

[适应证]主治失眠乱梦，头痛昏胀，烦躁易怒，渐转惊恐狂乱，不辨亲属，大便干结，舌红苔黄，脉弦数有力。可用于西医

学神经衰弱、精神分裂症、抑郁症属痰火者。

[用法] 水煎，每日 1 剂，早晚分服。

[辨证加减] 心烦甚加莲子心 3g；失眠头痛甚者加礞石 30g（先煎）；重者每日上午服礞石滚痰丸 10g；大便干结，加大黄 15g。

8. 调心汤（刘绍武）

[组成] 柴胡 10g，黄芩 10g，川椒 7g，苏子 20g，党参 20g，甘草 10g，郁金 10g，丹参 10g，牡蛎 20g，瓜蒌 20g，五味子 10g，百合 20g，乌药 7g，大枣 9g。

[功效] 调和肝脾，解郁安神。

[适应证] 心悸，气短，胸闷，胆小易惊，心烦意乱，精力不足，失眠或嗜睡，多恶梦，易悲伤，精神不耐刺激，冬不耐寒，夏不耐热，头晕眼黑，神形疲劳，易感冒，性冷淡，月经不调，或男女不孕不育，习惯性流产等，脉涩。

[用法] 水煎，日 1 剂，分 2 次服。

9. 清胆和胃安眠汤（《中国中医药报》成肇仁验方）

[组成] 法半夏 10～15g，陈皮 10g，茯苓 15～30g，枳壳 10g，竹茹 12g，黄连 6～10g，炒枣仁 15～30g，知母 10g，川芎 6g，远志 6g，生龙骨 30g，生牡蛎 30g，炙甘草 6g。

[功效] 和胃化痰，清胆宁心，养血安神。

[适应证] 胆胃痰热内扰、肝血不足之失眠。症见心烦入睡困难，多梦，眠浅或睡后易醒，惊悸不宁，胃脘不适，口干苦，舌淡或红，苔白或黄腻，脉弦滑等。

[用法] 中药冷水浸泡 30 分钟，生龙牡先煎 15～20 分钟，再下余药，续煎 20～30 分钟，每剂煎煮 2 次，取汁混匀分别于下午、睡前温服。

八、癫狂

癫狂，是以精神失常为主的疾病，属西医学所指的精神分裂症。临床一般分为气滞、痰结、火郁、血瘀四型。

大黄木香汤（验方）

[组成] 木香 20g，大黄 90～120g，犀角 20g（水牛角代），牛黄 2g。

[功效] 清心祛痰。

[适应证] 烦躁不安，神智混乱，舌红，脉弦。

[用法] 前三味水煎两次，取汁 250mL，冲服牛黄面，1 次服下，第 2 日将大黄剂量减为 60～90g，再服 1～2 剂。

九、痫证

痫证的发生，大多由于七情失调，先天因素，脑部外伤，饮食不节，劳累过度，或患他病之后，造成脏腑失调，痰浊阻滞，气机逆乱，风阳内动所致，而尤以痰邪作祟最为重要。

1. 首乌黄精汤（验方）

[组成] 何首乌 20g，黄精 20g，天麻 15g，钩藤 15g，山药 15g，白术 15g，当归 15g，茯神 15g，远志 15g，珍珠母 10g，生龙骨 10g，生牡蛎 10g，甘草 5g。

[功效] 补虚养脑。

[适应证] 突然晕倒，不省人事，两目上视，四肢抽搐，口吐涎沫或有吼叫声，醒后疲惫，余如常人。

[用法] 水煎服，每日 1 剂，日服 2 次。

2. 抵挡汤加味（《印会河抓主症经验方解读》）

[组成] 水蛭 12g，虻虫 9g，桃仁 12g，大黄 9g，土鳖虫 9g，

花蕊石 20g，地龙 15g，僵蚕 9g，全蝎 6g，蜈蚣 6g。

[功效]化瘀活血。

[适应证]主治有脑外伤史，发则昏眩倒仆，抽搐强直，口角流涎，有时发出不寻常的怪叫声，大便干，舌红苔腻，脉弦数。可用于西医学的癫痫、脑外伤综合征、外伤性头痛、痛经属瘀血停留者。

[用法]水煎服，日 2 次分服。

[辨证加减]久病者可加元参 15g、川贝母 10g、生牡蛎 30g、夏枯草 15g、昆布 15g、海藻 15g、海浮石 18g，以软坚散结、疏通经络，加强活血化瘀之力。

3. 邓氏癫痫方（《国医大师验案良方》）

[组成]荆芥 8g，全蝎 10g，僵蚕 10g，浙贝母 10g，橘络 10g，白芍药 15g，甘草 6g，云苓 15g，白术 12g，丹参 15g，黄芪 15g，蜈蚣 2 条。

[功效]益气祛痰，镇痛安神。

[适应证]主治癫痫。

[用法]共研极细末，每次 3g，每日 2 次，温开水送服。小儿减半量。

十、胃痛

胃痛是由多种复杂的原因所引起的胃脘疼痛不适，其主要表现为食欲不振，上腹闷胀、疼痛，恶心呕吐，或嗳气泛酸水，便秘或腹泻。由于患者长期消化不良，故其体质虚弱消瘦。

1. 四磨汤（《济生方》）

[组成]乌药 12g，沉香 6g，槟榔 10g，党参 12g。

[功效]降逆消导。

[适应证] 胃痛，气逆喘息，胸膈不适，烦闷不食，舌红苔厚腻，脉弦。

[用法] 水煎服，日 1 剂，日服 2 次。

2. 肝胃百合汤（验方）

[组成] 百合 15g，甘草 6g，柴胡 10g，郁金 10g，乌药 10g，川楝子 10g，黄芩 10g，丹参 10g。

[功效] 降逆和胃止痛。

[适应证] 胃脘疼痛，胃灼热，胸脘憋闷，口干苦，舌红，脉弦。

[用法] 水煎服，日 1 剂，日服 2 次。

3. 香附姜黄蒲草散（《特效按摩加小方治病法》）

[组成] 制香附 60g，片姜黄 50g，炙甘草 40g，蒲公英 70g。

[功效] 行气化瘀止痛。

[适应证] 胃脘刺痛，痛有定处，胸脘憋闷，舌质紫暗有瘀斑，脉涩。

[用法] 将上药烘干，研为细末，每取 6～9g，蜂蜜调服。

4. 制酸止痛汤（《特效按摩加小方治病法》）

[组成] 煅瓦楞子 15g，大贝母 12g，炒玄胡索 15g，青木香 4g。

[功效] 疏肝理气，和胃止痛。

[适应证] 胃痛，气逆喘息，胸膈不适，泛酸，舌红苔厚腻，脉弦。

[用法] 清水煎，二煎混合，分作 2 次服，日 1 剂。

5. 苏青散（经验方）

[组成] 苏梗 12g，枳壳 12g，陈皮 12g，青皮 12g，川芎 10g，

郁金 10g。

[功效] 疏肝理气和胃。

[适应证] 肝气犯胃型。胃脘胀痛连及两胁，嗳气频繁，每因情志不畅而痛作，舌苔薄白，脉弦。

[用法] 水煎，日 1 剂，分 2 次服。

[辨证加减] 若肝气犯胃日久，伤及脾胃，可加入炒白术 12g、茯苓 12g、玫瑰花 6g，效果更佳。

6. 小调胃汤（康守义）

[组成] 吴茱萸 10g，大黄 8g，黄连 10g。

[功效] 泻火降逆，制酸和胃。

[适应证] 急、慢性胃炎。

[用法] 以水 400mL，浸泡 30 分钟，煎 30 分钟，取汁；再加水 300mL，煎 40 分钟，取汁，与前汁相合，分三服；早、午、晚空腹温服。

[辨证加减] 胃灼热重加重黄连；吐酸重加重吴茱萸。

7. 调胃汤（刘绍武）

[组成] 柴胡 10g，黄芩 10g，川椒 7g，苏子 20g，党参 20g，甘草 7g，陈皮 15g，白芍 15g，大黄 7g，大枣 9g。

[功效] 和解少阳兼清阳明里热。

[适应证] 胸胁满闷疼痛，食欲不振，善太息，健忘，胃脘胀满，心烦，舌暗，苔厚，聚关脉等。临床上常见的胃病、肝病、胆病、胰腺病等，只要见到聚关脉即可用此方。聚关脉，即关部脉大如豆。

[用法] 水煎，日 1 剂，分 2 次服。

8. 健脾溃疡汤（赵键）

[组成] 党参 15g，白术 15g，茯苓 15g，炙甘草 12g，桂枝

12g，白芍 15g，砂仁 12g，元胡 15g，乌贼骨 12g，炒山药 15g，生姜 10g，大枣 9g。

[**功效**] 健脾温中，活血生肌愈疡。

[**适应证**] 适用于胃、十二指肠球部溃疡，糜烂性胃炎等病。症见胃脘隐痛，喜暖喜按，饿时痛甚，食后痛减，腹胀嗳气，手足不温，身倦乏力，大便清薄，舌质淡暗，舌苔薄白或白腻，舌体胖大边见齿痕，脉沉细。此属脾胃虚寒气滞血瘀之症。

[**用法**] 以冷水浸泡 30 分钟，上火煎煮 25 分钟，取汁；再加水煎煮 20 分钟，取汁，将两次药液混合；分早、晚 2 次，空腹温服。

9. 补中益气加枳实方（《印会河抓主症经验方解读》）

[**组成**] 黄芪 15g，党参 12g，白术 12g，陈皮 9g，升麻 9g，柴胡 9g，甘草 6g，当归 15g，枳实 30g，生姜 9g，大枣 15g。

[**功效**] 升降脾胃。

[**适应证**] 主治纳少腹胀，嗳气脘闷，时有胃痛，食后腹部及脐下胀满，转侧时胁腹有水流声，形体瘦削，大便时干，脉细苔少。可用于西医学胃下垂、脱肛、子宫脱垂等属中气下陷、脾胃虚弱者。

[**用法**] 水煎，每日 1 剂，早、晚空腹温服。

[**辨证加减**] 体虚明显加鹿角霜 15g、紫河车 15g，以益气养血、补肾益精；胃酸多加煅瓦楞子 30g，以制酸健胃；遗尿者加桑螵蛸、益智仁、五味子，以固肾缩尿；汗多加山萸肉 9g、五味子 9g；肢冷者加肉桂 6g、熟附子 9g。

10. 益胃汤加味方（《印会河抓主症经验方解读》）

[**组成**] 沙参 15g，麦冬 10g，生地黄 15g，玉竹 10g，川贝母

10g，冰糖30g（分冲）。

[功效] 益胃生津。

[适应证] 主治胃痛不胀，食后还饥，食酸甜或水果较舒，口渴不能多饮，大便干燥，舌质偏红，苔少而干，脉细。可应用于西医学之胃炎、慢性胃炎、萎缩性胃炎为胃酸过少症。

[用法] 水煎，每日1剂，早晚分服。

[辨证加减] 痛甚加桃仁9g、丹参15g。

11. 芍药甘草汤加味方（《印会河抓主症经验方解读》）

[组成] 赤芍30g，白芍30g，甘草12g，当归15g，元胡9g，川楝子12g，降香9g。

[功效] 舒挛定痛。

[适应证] 主治突发或阵发性胃脘急痛、挛痛，甚者硬痛拒按，痛缓则腹软如常，舌质青暗，脉弦。可用于西医学的胃神经官能症、胃炎、胃及十二指肠溃疡属痉挛性疼痛者。

[用法] 水煎服，日1剂，2次分服。

[辨证加减] 腹胀明显者加乌药9g以除胀满。

12. 十三味和中丸（《中国中医药报》马骏验方）

[组成] 柴胡8g，枳壳10g，炒白芍12g，陈皮10g，川楝子6g，延胡索10g，酒黄芩12g，炒黄连6g，吴茱萸3g，砂仁6g，茯苓15g，姜半夏10g，甘草6g。

[功效] 疏肝理脾，降逆和胃，理气止痛。

[适应证] 功能性消化不良、慢性浅表性胃炎、慢性萎缩性胃炎等，证属肝郁气滞、脾胃不和，症见胃脘胀痛、口干口苦、嗳气、反酸、脉弦滑、舌淡红、苔黄白腻等。

[用法] 水煎服，每日1剂，头煎和二煎药液相混，早晚分2次服。亦可共碾为末，炼蜜为丸，重10g，日服2丸。

13. 胃痛方（《中国中医药报》沈舒文验方）

[组成] 高良姜 12g，香附 10g，刺猬皮 15g，蒲黄 15g，五灵脂 10g，没药 10g，徐长卿 15g，白芍 30g，炙甘草 6g。

[功效] 温阳散寒止痛。

[适应证] 慢性胃炎、消化性溃疡、胃黏膜脱垂、胃癌等所致的胃痛屡发，表现为疼痛久延不愈，畏寒凉饮食，痛处固定，或夜间加重，偶尔反酸、胃灼热，舌苔薄白或薄黄，脉沉弦。

[用法] 先将上药用适量水浸泡 30 分钟，煎药 2 次，首煎 30 分钟，滤液，加开水再煎 20 分钟，两次药液混合，分早晚服。

十一、痞满

痞满是指自觉心下痞塞，胸膈胀满，触之无形，按之柔软，压之无痛为主要症状的病症。类似于西医的慢性胃炎、功能性消化不良、胃下垂等疾病。

1. 三中汤（《中国中医药报》贾六金验方）

[组成] 黄芪 15g，党参 12g，炒白术 12g，茯苓 12g，厚朴 12g，草蔻仁 12g，炒白芍 15g，陈皮 12g，干姜 6g，肉桂 6g，木香 12g，炙甘草 6g。

[功效] 温中健脾，补虚缓中，平调阴阳。

[适应证] 主治由脾胃虚寒引起的胃痛、腹痛、痞满，饮食生冷或者夜间加重，常伴有嗳气、反酸、面色白或萎黄，舌质淡胖，脉缓。

[用法] 每日 1 剂，煎煮 2 次，合约 500mL，分早晚 2 次服用。

2. 枳术蒲公汤（《特效按摩加小方治病法》）

[**组成**] 炒枳实10g，炒白术15g，蒲公英9g。

[**功效**] 理气除满消胀。

[**适应证**] 脘腹痞满，嗳气不舒，胃脘胀痛，腹中辘辘有声，进食后脘腹胀满。

[**用法**] 清水煎，二煎混合，分作2次服，每日1剂。

3. 参芪升陷汤（《特效按摩加小方治病法》）

[**组成**] 炒党参15g，炙黄芪18g，炙麻黄5g，炒陈皮9g。

[**功效**] 补益中气，升阳举陷。

[**适应证**] 脘腹痞满，嗳气不舒，胃脘胀痛，腹中辘辘有声，进食后脘腹部有下坠感。

[**用法**] 清水煎，二煎混合，分作2次服，每日1剂。

十二、呕吐

呕吐是指胃失和降，气逆于上，迫使胃内容物从口吐出的病证。是多种急性、慢性疾病常伴见的一个症状。西医学中以呕吐为主的疾病有急、慢性胃炎，胃神经官能症，食源性呕吐等。

1. 胃中素热汤（验方）

[**组成**] 栀子仁（炒黑）10g，陈皮10g，竹茹5g。

[**功效**] 清胃降逆止呕。

[**适应证**] 痰热阻滞，呕吐酸腐，便秘，小便短赤，舌红苔黄厚，脉实大。

[**用法**] 水煎300mL，入姜汁15mL，温服，日1剂，每日2次。

2. 藿香安胃散（验方）

[**组成**] 藿香10g，半夏5g，陈皮6g，厚朴10g，苍术10g，甘草6g，姜片21g，大枣6g。

[功效] 降逆化湿止呕。

[适应证] 恶寒发热，头痛，胃脘疼痛，呕吐不止，呕吐物多为清稀水样，不欲食，舌红苔白，脉浮。

[用法] 水煎200mL，日1剂，早晚温服。

3. 柿蒂芦根饮（验方）

[组成] 柿蒂10g，芦根15g，旋覆花10g，代赭石15g。

[功效] 清热降逆和胃。

[适应证] 胃脘胀满，频频嗳气，呕吐酸腐，便秘，小便短赤，舌红，脉弦滑。

[用法] 水煎取汁，每日1剂，频服。

4. 生姜止呕方（验方）

[组成] 生姜5片，红糖50g，醋250g。

[功效] 降逆散寒。

[适应证] 食欲不振，呕吐清水，腹痛喜暖，便溏，舌淡苔白，脉沉紧。

[用法] 沸水冲泡10分钟，频频饮服。

十三、反胃

反胃是指食入之后，停于胃中，朝食暮吐，暮食朝吐的一类病症。西医学中的幽门梗阻多表现这类证候。临床多为中焦阳气不振，无力消化食物。

金角散（《中国百年百名中医临床家丛书》）

[组成] 蜣螂（焙干）45g，炒鸡内金90g。

[功效] 降逆消积。

[适应证] 胃脘胀满，甚则疼痛，呕吐酸臭，舌红苔厚腻，脉弦数。

[**用法**] 上两味共为细末，分 30 包，每次 1 包，每日 3 次。

十四、呃逆

呃逆俗称打嗝，是气逆上冲，出于喉间，呃呃连声，声短而频，不能自止的病症。西医认为是由于膈肌痉挛所致；中医认为是饮食不当、情志不和、脾肾阳虚、胃阴不足等原因致使胃气上逆，失于和降而发。呃逆轻者，喝热开水即可停止；重者则持续不休。

1. 苏罗竹茹汤（《特效按摩加小方治病法》）

[**组成**] 苏罗子 15g，炒竹茹 12g。

[**功效**] 降逆止呃。

[**适应证**] 气逆上冲，出于喉间，呃呃连声，声短而频，不能自止。

[**用法**] 清水煎，去渣，加生姜汁 1 ~ 2 滴，二煎混合，分作 2 次服，日 1 剂。

2. 生姜橘皮茶（《特效按摩加小方治病法》）

[**组成**] 鲜生姜片 12g，陈橘皮 10g。

[**功效**] 降逆止呃。

[**适应证**] 气逆上冲，呃呃连声，声短而频，不能自止。

[**用法**] 用沸水冲泡，盖闷 15 分钟，去渣，加适量的糖调味，1 次服。

十五、腹痛

腹痛是指胃脘以下，耻骨毛际以上的部位发生疼痛的症状。西医学中胃肠痉挛、神经官能性腹痛、消化不良腹痛、急性胰腺炎等多种疾病，均可参考本病辨证施治。一般分为寒痛、热痛、气滞痛、瘀血痛、伤食痛、虚痛六类。

1. 半夏泻心汤（《伤寒论》）

[组成] 黄芩 12g，黄连 6g，半夏 12g，党参 12g，炙甘草 6g，干姜 12g，大枣 30g。

[功效] 平调寒热。

[适应证] 自觉心下痞满，满而不痛，或呕吐，肠鸣下利，舌苔腻而微黄。

[用法] 水煎服，每日 1 剂，早晚温服。

2. 理中汤（《伤寒论》）

[组成] 党参 20g，炙甘草 20g，干姜 20g，白术 20g。

[功效] 温补脾胃。

[适应证] 脘腹绵绵作痛，喜温喜按，呕吐，大便稀溏，脘痞食少，畏寒肢冷，口不渴，舌淡苔白润，脉沉细或沉迟无力。

[用法] 水煎服，每日 1 剂，早晚温服。

3. 戊己丸加味方（《印会河抓主症经验方解读》）

[组成] 黄连 9g，吴茱萸 3g，赤芍 15g，煅瓦楞子 30g（先煎）。

[功效] 泻肝和胃。

[适应证] 主治腹痛便泻，以情绪波动时为甚，痛一阵，泻一阵，肛门灼热，吐酸，胃灼热嘈杂，甚则可见下利完谷，舌绛无苔，脉弦数。可用于西医学的功能性腹泻，胃及十二指肠溃疡，急、慢性胃炎。

[用法] 水煎，每日 1 剂，早晚温服。

[辨证加减] 本方可以与痛泻要方配合使用，二方同以治肝为主，一以健脾，一以和胃，如肝盛病伤脾胃，则以二方合用为宜；火郁胃痛者，去赤芍，加龙胆草、半夏、紫苏叶，以和胃降逆；若泻下黏稠不爽，可改本方为大柴胡汤加煅瓦楞 30g 治之；寒象

明显，易黄连3g、吴茱萸9g；胃酸过多，加海螵蛸30g，或加白螺蛳壳30g亦效。

4. 四神丸合附子理中汤加味方（《印会河抓主症经验方解读》）

[组成]补骨脂9g，吴茱萸9g，肉豆蔻9g，五味子9g，熟附子15g，炮姜9g，党参9g，白术9g，炙甘草9g。

[功效]补脾温肾，涩肠止泻。

[适应证]主治久泻不止，便中完谷不化，腹痛肠鸣，喜温恶冷，腰酸肢冷，或见五更泻利，苔白，脉沉细。可用于西医学各种慢性肠炎无热象者。

[用法]灶心土120g煎汤代水，煎服，每日1剂，早晚温服。

[辨证加减]腹胀加焦山楂9g、焦神曲9g、焦麦芽9g，以消食助运；若年老体衰，久泻不止，中气下陷，加黄芪；四肢厥逆者，加桂枝、细辛；腰膝酸软甚者，加鹿角霜、狗脊；滑泻日无数遍者，加罂粟壳。

5. 胆石症协定方（《中国中医药报》周信有验方）

[组成]柴胡30g，茵陈40g，青皮30g，郁金30g，槟榔30g，大黄9g（后下），元胡15g，香附15g，川楝子9g，枳实20g，鸡内金20g，金钱草30g，赤芍20g。

[功效]疏肝利气，利胆通腑。

[适应证]适用于分布在胆囊、胆总管、肝管中的直径不超过1厘米且不伴有粘连、嵌顿等情况的胆结石。

[用法]水煎服，1个月1个疗程。第1疗程：每日1剂，每剂煎2次，煎1次服1次，早、晚分2次，饭前服。第2疗程：每日1剂，头煎与二煎药液相混，早、中、晚分3次，食后服。

[辨证加减]呕吐加半夏9g、竹茹9g。

十六、痢疾

痢疾，古代亦称“肠游”“滞下”等。本病以腹痛腹泻，里急后重，排赤白脓血便为主要临床表现，是最常见的肠道传染病之一。一年四季均可发病，但以夏秋季节为最多。

1. 黄芩汤（《伤寒论》）

[**组成**] 黄芩 20g，白芍 20g，甘草 10g，大枣 30g。

[**功效**] 清热止利，和中止痛。

[**适应证**] 身热不恶寒，腹痛，泄泻，口苦咽干，舌红苔黄，脉弦数。

[**用法**] 水煎服，每日 1 剂，早晚温服。

2. 葛根黄芩黄连汤（《伤寒论》）

[**组成**] 葛根 15g，甘草 6g，黄芩 9g，黄连 9g。

[**功效**] 清热利湿，表里同治。

[**适应证**] 身热下利，胸脘烦热，口干作渴，喘而汗出，舌红苔黄，脉数或促。

[**用法**] 水煎服，每日 1 剂，早晚温服。

3. 印氏清理肠道方（《印会河抓主症经验方解读》）

[**组成**] 黄芩 15g，赤芍 15g，牡丹皮 10g，桃仁 10g，杏仁 10g，生薏苡仁 30g，冬瓜子 30g，马齿苋 30g，败酱草 30g。

[**功效**] 清利肠道。

[**适应证**] 主治大便肠垢不爽，日 3～4 行或更多，常在便前有轻度腹痛，肠鸣后重，舌苔腻而黄，脉弦细。可用于西医学的急、慢性结肠炎，溃疡性结肠炎，细菌性痢疾，阿米巴痢疾等多种疾病属湿热在肠者。

[**用法**] 水煎服，日 2 次分服。

［辨证加减］若脓血多、腹痛重者重用牡丹皮、赤芍，再加白芍，活血止痛而清脓血；气滞后重严重者加木香、槟榔，理气通肠而除后重；久病下焦虚寒者加肉桂 1～2.5g，以温中止泻。

4. 治痢方（《中国中医药报》张恩树验方）

［组成］黄连 4g，黄柏 10g，苦参 10g，广木香 10g，槟榔 10g，山楂 10g。

［功效］清肠化湿，行气导滞。

［适应证］湿阻肠腑之急性菌痢。

［用法］每日 2 剂，分煎口服，儿童用量酌减。

［辨证加减］初起若夹有表证者，酌加荆芥、防风、葛根，以疏表化湿；若热重于湿，大便赤多白少者，酌加白头翁、秦皮；若湿重于热，大便白多赤少，舌苔白腻者，加苍术、厚朴、藿香，以芳化湿浊。

十七、便秘

便秘是指大便秘结不通，排便间隔时间延长，大便干燥，或虽有便意但排出困难的一种病症。其引起的原因有多种，如病后气虚，肠胃燥热，进食蔬菜水果太少，过食辛辣肥厚食物等。但其更多的是由于不规则的排便习惯而造成的。老年人便秘多与体质虚弱，腹壁松弛，消化功能减退有关。分为气秘、热秘、冷秘、虚秘（气虚秘、阴虚秘、阳虚秘、阴虚秘）。

（一）气秘

六磨汤（《世医得效方》）

［组成］槟榔 12g，沉香 12g，木香 12g，乌药 12g，大黄 12g，枳实 12g。

［功效］顺气消导，调和肝脾。

[适应证] 大便干结，或不甚干结，欲便不得出，或便而不爽，肠鸣矢气，腹中胀痛，嗳气频作，纳食减少，胸胁痞满，舌苔薄腻，脉弦。

[用法] 水煎服，每日1剂，早晚温服。

（二）热秘

麻子仁丸（《伤寒论》）

[组成] 麻子仁500g，芍药250g，枳实250g，大黄500g，厚朴250g，杏仁250g。

[功效] 泻热润肠通便。

[适应证] 大便干结，口干口臭，面红心烦，或有身热，小便短赤，舌红，苔黄燥，脉滑数。

[用法] 炼蜜和丸如梧桐子大，饮服十丸，日三服，渐加以知为度。

（三）冷秘

温脾汤（《备急千金要方》）

[组成] 大黄15g，当归9g，干姜9g，附子6g，人参6g，芒硝6g，甘草6g。

[功效] 攻下冷积。

[适应证] 大便艰涩，腹痛拘急，胀满拒按，胁下偏痛，手足不温，呃逆呕吐，舌苔白腻，脉弦紧。

[用法] 水煎服，每日1剂，早晚温服。

（四）阳虚秘

济川煎（《景岳全书》）

[组成] 当归15g，牛膝6g，肉苁蓉9g，泽泻5g，升麻3g，枳壳3g。

[功效] 温阳通便。

[适应证] 大便干或者不干，排出困难，小便清长，面色㿠白，四肢不温，腹中冷痛，或腰膝酸软，舌淡苔白，脉沉迟。

[用法] 水煎服，每日 1 剂，早晚温服。

（五）阴虚秘

增液汤（《温病条辨》）

[组成] 玄参 30g，麦冬 24g，生地黄 24g。

[功效] 滋阴增液，润肠通便。

[适应证] 大便干结，如羊屎状，形体消瘦，头晕耳鸣，两颧红赤，心烦少眠，潮热盗汗，腰膝酸软，舌红少苔，脉细数。

[用法] 水煎服，每日 1 剂，早晚温服。

（六）气虚秘

黄芪汤（《金匮翼》）

[组成] 黄芪 15g，麻仁 9g，白蜜 20g，陈皮 15g。

[功效] 补气助运通便。

[适应证] 大便不干硬，虽有便意，但排便困难，用力努挣则汗出短气，便后乏力，面白神疲，肢倦懒言，舌淡苔白，脉弱。

[用法] 水煎服，每日 1 剂，早晚温服。

（七）血虚秘

1. 润肠丸（《沈氏尊生书》）

[组成] 当归 100g，生地黄 100g，麻仁 200g，桃仁 200g，枳壳 100g。

[功效] 养血润肠。

[适应证] 大便干结，面色无华，头晕目眩，心悸短气，健忘，口唇色淡，舌淡苔白，脉细。

[用法] 口服，1 次 4 丸，1 日 3 次。

2. 生津润便茶（《特效按摩加小方治病法》）

[**组成**] 润玄参 15g，草决明 20g（微炒黄）。

[**功效**] 养血润肠。

[**适应证**] 大便干结，面色无华，头晕目眩，口唇色淡，舌淡苔白，脉细。

[**用法**] 放入保温杯中，用沸水冲泡，盖闷 15 分钟，频频代茶饮。

3. 核桃芝麻粉（《特效按摩加小方治病法》）

[**组成**] 核桃肉 200g，黑芝麻 400g。

[**功效**] 养血润肠。

[**适应证**] 大便干结，如羊屎状，舌淡苔白，脉细。

[**用法**] 将二味捣成粉，每取 20g，蜂蜜调下。每日 1～2 次。

十八、虫证

虫证是指寄生在人体肠道的虫类所引起的病症。临床上常见蛔虫病、绦虫病、蛲虫病、钩虫病等肠道寄生虫病。

1. 青梅煮酒（验方）

[**组成**] 青梅 30g，黄酒 100g。

[**功效**] 驱虫。

[**适应证**] 蛔虫病。食欲不振，腹痛，消化不良，泄泻。

[**用法**] 青梅和黄酒放入瓷杯中，再将瓷杯放入有水的蒸锅中加热 20 分钟。每次温服 30mL。

2. 乌梅化虫汤（《中国中医药报》张士卿验方）

[**组成**] 乌梅 10g，花椒 3g，细辛 3g，槟榔 6g，党参 10g，当归 10g，川楝子 10g，胡黄连 3g，炒白芍 15g，炒使君子 10g，延胡索 10g，苦楝皮 10g，炙甘草 6g。（方中药物用量适于 3～12 岁

儿童）。

[功效] 调肝和脾，安蛔止痛。

[适应证] 小儿肠虫证。

[用法] 水煎服，每日 1 剂，早晚温服。

十九、胁痛

胁痛以胁肋部一侧或两侧疼痛为主要表现的病症。肝居胁下，其经脉布于两胁，胆附于肝，其脉亦循于胁，所以，胁痛多与肝胆疾病有关。

1. 血府逐瘀汤（《医林改错》）

[组成] 桃仁 12g，红花 9g，当归 9g，地黄 9g，川芎 4.5g，赤芍 6g，牛膝 9g，桔梗 4.5g，柴胡 3g，枳壳 6g，甘草 6g。

[功效] 祛瘀止痛。

[适应证] 胁肋刺痛，痛有定处，痛处拒按，入夜痛甚，胸胁下或见有癥块，舌质紫暗，脉沉涩。

[用法] 水煎服，每日 1 剂，早晚温服。

2. 龙胆泻肝汤（《医方集解》）

[组成] 龙胆草 6g，黄芩 9g，栀子 9g，泽泻 12g，木通 6g，当归 3g，地黄 9g，柴胡 6g，甘草 6g，车前子 9g。

[功效] 清热利湿。

[适应证] 胁肋胀痛或灼热疼痛，口苦口黏，胸闷纳呆，恶心呕吐，小便黄赤，大便不爽，或兼有身热恶寒，身目发黄，舌红苔黄腻，脉弦滑数。

[用法] 水煎服，每日 1 剂，早晚温服。

3. 一贯煎（《续名医类案》）

[组成] 北沙参 9g，麦冬 9g，当归 9g，地黄 30g，枸杞子

18g，川楝子 4.5g。

[功效] 养阴柔肝。

[适应证] 胸脘胁痛，吐酸吐苦，咽干口燥，舌红少津，脉细数或虚弦。

[用法] 水煎服，每日 1 剂，早晚温服。

4. 大柴胡汤加味方（《印会河抓主症经验方解读》）

[组成] 柴胡 15g，赤芍 15g，黄芩 15g，半夏 9g，枳壳 9g，大黄 9g（后下），茵陈 30g，郁金 9g，川金钱草 60g，蒲公英 30g，瓜蒌 30g。

[功效] 和解少阳，内泻热结。

[适应证] 右胁胀痛拒按，上引肩背，脘腹胀满，大便干结，舌苔黄腻，脉弦数。可用于西医学的阻塞性黄疸、胆囊炎、胆结石等多种胆道感染属湿热壅结，热重于湿者。

[用法] 水煎服，日 2 次分服。

[辨证加减] 胆结石加鸡内金 9g、芒硝 9g，以消坚化石；胆道感染加五味子 9g、山豆根 10g，以清热解毒；胆囊炎加生牡蛎 30g，以软坚消肿。

5. 化瘀通气方（《印会河抓主症经验方解读》）

[组成] 柴胡 9g，赤芍 15g，丹参 15g，当归 15g，生牡蛎 30g（先煎），广郁金 9g，川楝子 12g，桃仁 9g，红花 9g，桔梗 9g，紫菀 9g，土鳖虫 9g。

[功效] 化瘀通气除胀。

[适应证] 化瘀软坚，开利三焦。主治胁腹胀痛较久，继发腹部胀满，不以饥饱为增减，一般晚间为重，渐变腹部膨大，击之如鼓，无移动性浊音，有两胁积块（肝脾肿大），舌苔一般不厚，脉弦。可用于西医学迁延性肝炎、慢性肝炎、肝硬化代偿期、脂

肪肝、肝囊肿等属于肝性腹胀者。

[用法] 水煎，每日1剂，早晚温服。

[辨证加减] 肝脾肿大明显者加鳖甲30g、炮山甲10g。

6. 和肝汤（《国医大师验案良方》）

[组成] 当归12g，白芍药12g，白术9g，柴胡9g，茯苓9g，生姜3g，薄荷3g（后下），炙甘草6g，党参9g，紫苏梗9g，香附9g，大枣4枚。

[功效] 疏肝解郁，健脾养血。

[适应证] 肝郁血虚，脾胃失和，两胁作痛，胸胁满闷，头晕目眩，神疲乏力，腹胀食少，心烦失眠，月经不调，乳房胀痛，脉弦而虚者。

[用法] 水煎服，每日1剂，分2次温服。

二十、积聚

积属有形，结块固定不移，痛有定处，病在血分，是为脏病；聚属无形，包块聚散无常，痛无定处，病在气分，是为腑病。

（一）聚证

1. 木香顺气散（《景岳全书》）

[组成] 木香3g，香附3g，槟榔3g，陈皮3g，青皮3g，枳壳3g，砂仁3g，厚朴3g，苍术3g，炙甘草1.5g。

[功效] 行气解郁。

[适应证] 腹中气聚，攻窜胀痛，时聚时散，脘腹之间时或不适，病情常随情绪而起伏，苔薄，脉弦。

[用法] 水煎服，每日1剂，早晚温服。

2. 六磨汤（《世医得效方》）

[组成] 槟榔12g，沉香12g，木香12g，乌药12g，大黄12g，

枳壳 12g。

[功效] 顺气消导。

[适应证] 腹胀或痛，便秘，纳呆，时有如条状物聚起在腹部，重按则痛甚，舌苔腻，脉弦滑。

[用法] 水煎服，每日 1 剂，早晚温服。

（二）积证

1. 荆蓬煎丸（《御药验方》）

[组成] 三棱 60g，莪术 60g，木香 30g，枳壳 30g，青皮 30g，茴香 30g，槟榔 30g。

[功效] 理气消积。

[适应证] 积证初起，积块软而不坚，固着不移，胀痛并见，舌苔薄白，脉弦。

[用法] 水煎服，每日 1 剂，早晚温服。

2. 膈下逐瘀汤（《医林改错》）

[组成] 五灵脂 6g，当归 6g，川芎 6g，桃仁 9g，丹皮 6g，赤芍 6g，乌药 6g，延胡索 3g，甘草 9g，香附 4.5g，红花 9g，枳壳 4.5g。

[功效] 祛瘀止痛。

[适应证] 腹部积块渐大，按之较硬，痛处不移，饮食减少，体倦乏力，面黯消瘦，时有寒热，女子或见经闭不行，舌质紫暗，或有瘀点瘀斑，脉弦滑或细涩。

[用法] 水煎服，每日 1 剂，早晚温服。

3. 攻坚汤（刘绍武）

[组成] 王不留行 80g，夏枯草 20g，苏子 20g，牡蛎 20g。

[功效] 软坚散结。

[适应证] 肿瘤，囊肿，肿物，顽固疮疡。

[用法] 水煎，日 1 剂，分 2 次服。

4. 印氏疏肝散结方（《印会河抓主症经验方解读》）

[组成] 柴胡 10g，当归 30g，赤芍 30g，丹参 30g，生牡蛎 30g（先煎），玄参 25g，川贝母 10g，海藻 25g，昆布 25g，海浮石 15g，夏枯草 15g。

[功效] 疏肝散结，解毒化瘀。

[适应证] 主治肝经循行部位的癥积肿块之病变。可用于甲状腺肿大、乳腺增生、肝血管瘤、子宫肌瘤、前列腺增生、卵巢囊肿、淋巴结炎、肋软骨炎等疾病。

[用法] 日 1 剂，水煎服，日 2 次分服。

[辨证加减] 本方用治乳腺增生、肋软骨炎，加蒲公英 30g、全瓜蒌 30g；子宫肌瘤加泽兰叶 15g、茺蔚子 30g；颈淋巴结炎加桔梗 9g、枳壳 9g；前列腺肥大加牛膝 9g、肾精子 10g；甲状腺肿大加桃仁 10g、红花 10g、川芎 10g、桔梗 10g、枳壳 10g；内伤喉痹加桔梗 10g、鱼腥草 30g、山豆根 10g；肝血管瘤加桃仁 10g、郁金 12g、川楝子 10g、桔梗 10g、紫菀 10g。

二十一、头痛

头痛，很多急慢性疾病都可见此症状，如感冒、失眠、高血压、神经衰弱等。中医认为，头痛的发生，多因风邪侵袭，闭塞清窍；或情志不畅，肝阳上亢；或气血不足，髓海失充；或跌仆撞击，瘀阻脑络而致。

1. 菊花川芎茶（《特效按摩加小方治病法》）

[组成] 杭菊花 15g，川芎 9g，绿茶 5g。

[功效] 疏风清热，调和气血。

[适应证] 头昏蒙，胸闷，呕吐痰涎，苔黄腻，脉滑或弦滑。

[用法]三味放入保温杯中，用沸水冲泡，盖闷15分钟，频频代茶饮。每日1剂。

2. 二白头痛粉（《特效按摩加小方治病法》）

[组成]白僵蚕粉30g，制白附子粉10g。

[功效]疏风化痰。

[适应证]风痰所致头痛或有头面麻木感。

[用法]二药和匀为散，每次服5g，每日2～3次，用蜂蜜调服。

3. 桑叶决明茶（《特效按摩加小方治病法》）

[组成]冬桑叶12g，决明子15～20g。

[功效]清肝泻火。

[适应证]头痛或伴有头面麻木感，口苦，舌红苔黄，脉弦数。

[用法]二药放保温杯（或热水瓶）中，用沸水冲泡，盖闷15分钟，频频服用，在1日内服完。

4. 治顽固性头痛方（任正建）

[组成]香附10g，柴胡10g，郁李仁10g，白芥子10g，白芍10g，白芷10g，川芎10g，防风10g，甘草6g。

[功效]疏肝解郁，理气止痛。

[适应证]顽固性神经性头痛，心情郁闷时发作，遇风即发，头痛时发时止，痛时如裂，常伴偏头痛，舌质正常，脉弦。

[用法]水煎，日1剂，分2次服。

5. 加味选奇汤（《国医大师验案良方》）

[组成]防风9g，羌活g，黄芩9g，甘草6g，白芍药12g，白蒺藜12g，菊花9g。

[功效] 祛风，清热，止痛。

[适应证] 主治头痛，偏头痛，眉棱骨痛，三叉神经痛。

[用法] 水煎服，每日1剂，分2次温服。

[辨证加减] 阴虚明显者生地黄易黄芩，或以磁朱丸与六味地黄丸以治之。日服磁朱丸以镇摄其亢阳，晚服六味地黄丸以滋其肾阴。血瘀者加茺蔚子10g，牛膝15g，豨莶草15g，或用血府逐瘀汤。

6. 郭氏头痛方（《国医大师验案良方》）

[组成] 川芎20g，白芷15g，羌活15g，防风15g，全蝎10g（水洗、同煎），制胆南星15g（先煎15分钟），白芍药30g，延胡索20g，细辛3g，黄芩15g，甘草5g，薄荷15g（后下）。

[功效] 调气和血止痛。

[适应证] 本方治疗各种慢性头痛，包括各种神经血管性头痛，如偏头痛等有较好效果。

[用法] 水煎服，每日1剂，分2次温服。

7. 气血不足头痛方（《国医大师验案良方》）

[组成] 生黄芪30g，党参15g，白术10g，茯苓15g，当归15g，川芎10g，杭白芍15g，桂枝6g，白芷10g，细辛5g，天麻10g，甘草10g。

[功效] 益气补血。

[适应证] 头痛头晕，遇劳则甚，神疲乏力，面色淡，气短，心悸怔忡，少寐多梦，舌淡苔薄白，脉沉细。此型最常见于年老体弱、产后病后的患者，以喜戴帽子为其最大特征。

[用法] 水煎服，每日1剂，分2次温服。

[辨证加减] 特别怕冷者，桂枝加至10g，再加炙附子10g；食欲不振者，加砂仁8g；病程长者，加丹参20g。

8. 肝肾亏虚头痛方（《国医大师验案良方》）

[组成] 何首乌 30g，山茱萸 15g，枸杞子 15g，牡丹皮 10g，茯苓 15g，黄精 15g，酸枣仁 5g，白芍药 15g，天麻 10g，细辛 5g，菊花 12g，甘草 5g。

[功效] 补肝肾，填阴精。

[适应证] 头痛而空，多兼眩晕，以脑力过度或疲劳后更甚，伴耳鸣失眠，腰膝酸软，舌红少苔，脉细无力。

[用法] 水煎服，每日 1 剂，分 2 次温服。

[辨证加减] 如果疼痛时间很长者，加丹参 15g，桃仁 15g。

9. 肝阳上亢头痛方（《国医大师验案良方》）

[组成] 柴胡 6g，香附 10g，栀子 10g，丹参 15g，白芍药 15g，枳壳 10g，菊花 13g，知母 12g，生石膏 20g（先煎），生甘草 3g，石决明 30g，钩藤 15g。

[功效] 疏肝理气，平肝降逆。

[适应证] 头痛而眩，心烦易怒，睡眠不宁，面红口苦，口干思饮，兼见胁痛，舌红苔黄，脉弦。

[用法] 水煎服，每日 1 剂，分 2 次温服。

[辨证加减] 如果头痛甚剧，便秘溲赤，苔黄脉弦数者，加龙胆 15g，夏枯草 15g。

10. 散偏汤（《辨证录》）

[组成] 川芎 30g，白芍 15g，白芷 10g，白芥子 10g，柴胡 10g，制香附 10g，郁李仁 6g，生甘草 3g。

[功效] 疏肝解郁，活血止痛。

[适应证] 治郁气不宣，又加风邪袭于少阳经，遂致半边头风，或痛在右，或痛在左，其痛时轻时重，遇顺境则痛轻，遇逆境则痛重，遇拂抑之事而更加风寒之天，则大痛而不能出户。

[用法] 水煎服，每日 1 剂，分 2 次温服。

二十二、眩晕

眩晕是一种常见的症状，高血压、贫血、梅尼埃病、神经官能症等疾病均可引起，主要表现为自觉天旋地转，或有摇摆感、漂浮感，伴有耳鸣、恶心、呕吐等。轻者发作短暂，平卧闭目片刻即安；重者如坐车船，飘摇站立不稳。

1. 定眩汤（《特效按摩加小方治病法》）

[组成] 蔓荆子 9g，灵磁石 30g（打碎），法半夏 10g，车前子 15g（包）。

[功效] 化痰祛湿。

[适应证] 头痛如蒙，视物昏花，胸闷脘痞，食少，形肥，嗜睡，舌质胖，苔白腻，脉滑或弦滑。

[用法] 清水煎，二煎混合，分作 2 次服，每日 1 剂。

2. 宁风定眩汤（《中国中医药报》李玉贤验方）

[组成] 茯苓 15g，泽泻 15g，白蒺藜 15g，白术 9g，钩藤 15g，半夏 9g，陈皮 6g，天麻 9g，制首乌 12g。

[功效] 散饮化痰息风，养血柔肝止眩。

[适应证] 风痰上扰所致之眩晕恶心，胸闷脘痞，纳差食少，脉弦滑，苔厚腻。

[用法] 上药加水 500mL，煎取 200mL，再加水 400mL，煎取 200mL，共取 400mL，混匀后分 3～4 次口服，日 1 剂。

3. 归脾汤（《济生方》）

[组成] 黄芪 30g，党参 20g，白术 10g，茯苓 15g，当归 15g，酸枣仁 20g，远志 10g，甘草 10g，木香 10g，桂圆肉 15g。

[功效] 补益气血。

[适应证] 眩晕，动则加剧，劳累即发，面色㿠白，神疲乏力，倦怠懒言，唇甲不华，发色不泽，心悸少寐，纳少腹胀，舌淡苔白，脉细弱。

[用法] 水煎服，每日 1 剂，早晚温服。

4. 右归饮加减方（《印会河抓主症经验方解读》）

[组成] 熟地黄 9g，沙苑子 9g，鹿角霜 15g，枸杞子 10g，山萸肉 9g，紫河车 9g，菟丝子 15g，五味子 9g。

[功效] 补益肾精。

[适应证] 主治眩晕，头脑发空，耳鸣心悸，腰膝酸软，健忘失眠，阴中流浊，四肢不温，舌淡苔少，脉沉细无力。可用于西医学之低血压、神经衰弱、前列腺炎及肾上腺皮质功能低下。

[用法] 水煎服，日 2 次分服。

[辨证加减] 心烦失眠，手足心热者加枸杞子 15g、女贞子 15g、旱莲草 15g、地骨皮 15g，以滋阴清热；阴中流浊加杜仲、补骨脂、桑螵蛸、益智仁补肾涩精，加连衣胡桃以助固摄。

5. 印氏清泄肝胆方（《印会河抓主症经验方解读》）

[组成] 柴胡 9g，黄芩 15g，半夏 12g，青皮 9g，枳壳（枳实）9g，竹茹 9g，龙胆草 9g，栀子 9g，蔓荆子 12g，苍耳子 9g，大青叶 15g。

[功效] 清泄肝胆。

[适应证] 主治头晕目眩，羞明畏光，耳胀耳鸣，口苦，甚则汗出呕吐，脉弦，苔白腻。可用于西医学的颈椎病、内耳性眩晕、椎 - 基底动脉供血不足等。

[用法] 水煎服，日 2 次分服。

[辨证加减] 颈椎病、椎 - 基底动脉供血不足，加葛根 30g、丹参 30g、川芎 15g，以增加脑血流量，改善血液循环。

6. 平肝清晕汤（验方）

[**组成**] 生白芍 15～30g，生地黄 9～15g，生石决明 30g，生龙骨 30g，生牡蛎 30g，菊花 9g，白蒺藜 9g。

[**功效**] 滋阴养血，平肝潜阳。

[**适应证**] 主治眩晕，每逢用脑过度或心情激动或精神紧张而增剧。伴有腰困，急躁易怒，耳鸣目昏，口干少寐，舌红苔薄黄，脉弦数。

[**用法**] 水煎服，日 2 次分服。

[**辨证加减**] 失眠心悸者加当归、炒枣仁、龙齿、远志，耳鸣重者加重生地黄，大便干燥者加火麻仁，手足心烧者加地骨皮、丹皮；消化差者加谷荣麦芽、鸡内金，四肢麻木者加当归、丝瓜络、牛膝、木瓜。

7. 龙胆泻肝汤加味方（《印会河抓主症经验方解读》）

[**组成**] 龙胆草 9g，栀子 9g，黄芩 9g，柴胡 9g，泽泻 15g，木通 9g，夏枯草 15g，车前子 9g（包煎），苦丁茶 9g，续断 9g。

[**功效**] 清肝泻火。

[**适应证**] 主治头痛耳鸣，头重昏晕，心烦易怒，口苦口干，睡少梦多，掌烫尿黄，大便干燥不爽，舌红苔黄，脉弦数有力。可用于西医学的高血压属肝火上炎者。

[**用法**] 水煎，每日 1 剂，早晚温服。

[**辨证加减**] 若下焦湿热明显者加黄柏 15g、苦参 15g、萆薢 15g；目赤胀痛加青葙子 9g、石决明 15g（先煎）、菊花 9g、茺蔚子 9g；大便干燥明显者加生大黄 9g、炒决明子 30g、生首乌 30g；多梦易惊配珍珠母 60g（先煎）、夜交藤 15g；口干小便黄少加生地黄 10g、滑石 15g（包煎）；苔黄厚腻加黄柏 9g、苍术 9g、薄荷 4.5g；风动甚者予羚羊钩藤方加减。

8. 天麻钩藤饮加减方（《印会河抓主症经验方解读》）

[组成] 天麻 9g，钩藤 15g，珍珠母 30g（先煎），菊花 9g，龙胆草 9g，赤芍 15，续断 9g，夏枯草 15g，青葙子 15g，苦丁茶 9g。

[功效] 平肝潜阳。

[适应证] 主治头胀眩晕，面色红润，便干口渴，口苦心烦，性情急躁，睡少尿频，两腿无力，足凉，舌质红，苔黄，脉弦数。可用于西医学的高血压属肝阳上亢者。

[用法] 水煎，每日 1 剂，早晚温服。

[辨证加减] 肾虚明显者加炒杜仲 15g；眠差者加合欢皮 15g、夜交藤 30g、炒枣仁 15g；抽搐者加羚羊角 10g。

9. 清眩茶（《特效按摩加小方治病法》）

[组成] 夏枯草 15g，苦丁茶 3g，草决明（炒至微黄）20g。

[功效] 化痰除湿。

[适应证] 头痛如蒙，视物昏花，嗜睡，舌质胖，苔白腻，脉滑或弦滑。

[用法] 放入保温杯中，用沸水冲泡，盖闷 10 分钟，当茶饮用。

10. 降压茶（《特效按摩加小方治病法》）

[组成] 野菊花 15g，罗布麻叶 15～20g。

[功效] 清热平肝利水。

[适应证] 血压在安静状态下恒定在 140/90mmHg 以上，并伴有眩晕、耳鸣、头痛、失眠等状态。

[用法] 放入保温杯中，用沸水冲泡，盖闷 10 分钟，频频饮用。

11. 通便降压茶（《特效按摩加小方治病法》）

[组成] 草决明 20g（炒至微黄），桃仁 15g。

[功效] 清肝泻火，化瘀通便。

[适应证] 血压在安静状态下恒定在 140/90mmHg 以上，并伴有眩晕、耳鸣、头痛、失眠等状态。

[用法] 放入保温杯中，沸水冲泡，盖闷 15～20 分钟，频频饮用。

二十三、中风

中风有中经络和中脏腑之分。其主要表现为肢体瘫痪，口眼歪斜，语言不利。初起患者患侧肢体软弱无力，活动受限，感觉迟钝或稍有强硬，之后渐而强直畸形。本病多发于老年人，中医认为是由肝阳上亢，肝风内动，痰凝血滞，经络痹阻而致。

1. 益气舒筋活血汤（《特效按摩加小方治病法》）

[组成] 太子参 30g，炙黄芪 20g，络石藤 25g，鸡血藤 25g，桑寄生 15g，全当归 12g。

[功效] 补血益气通络。

[适应证] 肢体瘫痪，口眼歪斜，语言不利，形体消瘦，脉细。

[用法] 清水加黄酒 1 杯煎，二煎混合，分作 2 次服，每日 1 剂。

2. 地芍姜桂散（《特效按摩加小方治病法》）

[组成] 炙地龙 150g，赤芍 130g，片姜黄 100g，川桂枝 70g。

[功效] 通络除痹。

[适应证] 肢体瘫痪，口眼歪斜，语言不利。

[用法] 将上药烘干，研为细末，每取 6～9g，用蜂蜜调服，

每日2次。

3. 脑脉舒通（《中新药研制方》）

[组成] 水蛭18g，地龙15g，虻虫12g，红花12g，川芎20g，怀牛膝15g，炙甘草5g。

[功效] 活血化瘀，引血下行，通经活络。

[适应证] 急性脑中风，半身不遂，血栓栓塞所致的脑梗死及其偏瘫等后遗症。

[用法] ①水煎，日1剂，分2次温服。②粉冲剂，每次6g，日2次，沸水冲泡，待温后服。

4. 活血通脉颗粒（《中新药研制方》）

[组成] 桃仁12g，红花10g（后下），赤芍15g，丹参15g，水蛭12g，地龙15g，炙甘草6g。

[功效] 活血通脉。

[适应证] 一切血瘀病症，即血液循环不良，甚而导致血栓形成，致使心、脑、肾及四肢等组织器官供血不足引起的病变。

[用法] ①水煎，日1剂，每日1次。②粉冲剂，每日1次，每次6g，冲服。若有条件制成高效颗粒，更便于服用与吸收。

5. 三化汤加味方（《印会河抓主症经验方解读》）

[组成] 大黄9g（后下），枳实9g，厚朴9g，羌活9g，石菖蒲9g，安宫牛黄丸或至宝丹1丸，先以温开水灌下。

[功效] 通便泄热，豁痰开窍。

[适应证] 主治突然昏倒，不省人事，面红目赤，呼吸气粗，痰声漉漉，舌质红，苔黄燥，大便闭结，脉弦数有力。可用于西医学之急性脑血管疾病（脑出血、脑梗死）。

[用法] 水煎，每日1剂，早晚分服。

[辨证加减] 痰浊上蒙清窍，势必加重神昏谵语，加至宝丹或

安宫牛黄丸清心凉血，开窍醒脑以治昏迷。痰甚加贝母 9g、竹沥 30g（冲）；大便不实，但服至宝丹或安宫牛黄丸，不需汤药通便；牙关紧闭者，用通关散（猪牙皂角、细辛等分为末）搐鼻取嚏。

6. 补阳还五汤加味方（《印会河抓主症经验方解读》）

[组成] 生黄芪 50g，当归 15g，赤芍 15g，川芎 10g，桃仁 10g，红花 10g，地龙 15g，土鳖虫 10g，鸡血藤 30g，丹参 15g。

[功效] 益气活血通络。

[适应证] 主治半身不遂，口眼歪斜，常发生睡卧之时，舌歪而蹇，语言不利，或偏头疼，舌质红，少苔，脉弦数。可用于西医学脑血栓形成脑梗死、脑出血后遗症。

[用法] 水煎，每日 1 剂，早晚温服。

[辨证加减] 口眼歪斜者，加白附子 9g、白僵蚕 12g、全蝎 12g；言语不利者，加石菖蒲 15g、胆南星 10g，以祛痰利窍；上肢偏废者，加桂枝 10g、姜黄 9g，加强活血通络之功；血压偏高者桂枝可易以桑枝 15g；下肢偏瘫，加木瓜 9g、牛膝 9g，以强筋壮骨；肢体麻木，可加豨莶草 30g，祛风通络。

7. 牵正散四物汤合方（《印会河抓主症经验方解读》）

[组成] 白附子 12g，僵蚕 10g，全蝎 6g，生地黄 15g，赤芍 15g，川芎 15g，当归 15g，桑枝 30g，丝瓜络 10g，鸡血藤 30g。

[功效] 祛风活血。

[适应证] 主治口眼歪斜，半面麻痹。可用于西医学颜面神经麻痹、脑血管疾病属中风之轻浅者。

[辨证加减] 面麻痹甚者加苏木 9g，并以炒香附 120g 盛于布袋内乘热熨麻痹之处；偏瘫失语者加蝉衣、远志、菖蒲。

8. 河间地黄饮子方（《印会河抓主症经验方解读》）

[组成] 熟地黄 12g，山萸肉 9g，麦门冬 12g，石斛 15g，远

志 6g，石菖蒲 9g，茯神 9g，五味子 9g，肉桂 3g，熟附子 9g，肉苁蓉 9g，巴戟天 9g。

[功效] 温补肝肾。

[适应证] 主治四肢不收，或为下肢步伐不整，下地如踩棉花，易倒，手握不固，携物可自行丢弃，患肢肌肤有麻木感，或为闪电样痛，也有舌瘖语言不利，舌淡，脉虚弱。可用于西医学的脊髓疾病、神经梅毒、脊髓痨。

[用法] 水煎服，日 2 次分服。

[辨证加减] 可酌情加鹿角胶、丹参或全蝎。

二十四、水肿

水肿是指体内水液潴留，泛溢肌肤引起的头面、眼睑、四肢、腹背，甚至全身浮肿而言。

1. 水肿验方（《健康时报》）

[组成] 黄芪 30g，冬瓜皮 30g，酸枣皮 30g，生姜皮 10g，大枣 15g。

[功效] 健脾消肿。

[适应证] 身肿日久，按之凹陷不易恢复，脘腹胀满，纳少便溏，面色不华，神疲乏力，四肢倦怠，小便短小，舌质淡，苔白腻或白滑，脉沉缓或沉弱。

[用法] 先用武火煮沸，再用文火煮 20 分钟，每日 1 剂，分 2 次服。

2. 益气消肿汤（赵键）

[组成] 党参 15g，黄芪 20g，白术 15g，当归 15g，川芎 15g，茯苓 20g，猪苓 15g，泽泻 12g，冬瓜皮 15g。

[功效] 益气消肿。

[**适应证**] 少气无力，动则气短，心慌，双下肢沉重无力，午后肿胀加重，按则凹陷，难以穿鞋。

[**用法**] 将上药以冷水浸泡 30 分钟，上火煎煮 25 分钟，取汁；再加水煎煮 20 分钟，将两次药液混合。分早晚 2 次，空腹温服。

[**辨证加减**] 心源性水肿，伴有胸痛憋闷者，加丹参 20g、红花 15g、桂枝 15g、枳壳 12g，活血化瘀，宽胸理气而止痛。

3. 益肾汤加味方（《印会河抓主症经验方解读》）

[**组成**] 当归 15g，赤芍 15g，川芎 9g，丹参 15g，桃仁 9g，红花 9g，蒲公英 30g，紫花地丁 30g，山豆根 10g，土茯苓 30g，白茅根 30g。

[**功效**] 活血（祛风）化瘀，清热解毒。

[**适应证**] 主治眼睑和颜面浮肿，继则四肢及全身皆肿，多伴有恶风、发热，咽喉肿痛，腰酸或腰痛，尿少，尿血或泡沫尿，舌尖红，苔白，脉浮数。尿检见蛋白尿、血尿、管型等。可用于西医学之肾小球肾炎，其肾炎属中医风水证型。

[**用法**] 水煎，每日 1 剂，早晚温服。

[**辨证加减**] 贫血者，加党参 15g、黄芪 15g；高血压者，加夏枯草 15g。

4. 真武汤加味方（《印会河抓主症经验方解读》）

[**组成**] 茯苓 30g，熟附片 15g，白术 12g，桂枝 10g，白芍 15g，甘草 10g，生姜 10g。

[**功效**] 温肾化水。

[**适应证**] 主治重在下肢或脐下的水肿，伴心悸头眩，筋惕肉瞤，小便短少，动则气喘，倚息不能平卧，四肢清冷，全身水肿或脚肿，舌淡苔少，脉沉细或结代。可用于西医学的慢性肾功能不全、充血性心力衰竭、慢性肾功能衰竭属脾肾阳虚者。

[用法] 水煎服，日 2 次温服。

[辨证加减] 水肿甚者加冬瓜皮 30g，消水利尿；头晕甚者加泽泻 30g，以利水湿，通清阳；大便自利，去生姜加炮姜 9g，以温中止泻。

5. 宣肺利水汤（《国医大师验案良方》）

[组成] 麻黄 15g，生石膏 50g，苍术 15g，杏仁 15g，生姜 15g，玉米须 50g，西瓜翠衣 50g，滑石 20g，木通 15g，甘草 10g。

[功效] 宣肺利水，通调水道。

[适应证] 水肿，头面肿甚，咳嗽，气促，胸闷，小便不利，舌苔白腻，脉滑。

[用法] 水煎服，每日 1 剂，分 2 次温服。

二十五、淋证

本病主要因膀胱与小肠郁热不清，或肾亏湿热下注，膀胱气化不利所致的一系列症状。此病女性多于男性。

本病主要以排尿时阴中涩痛，小便淋沥不尽，甚则小腹胀满疼痛，欲尿而点滴难出为主要表现，有的患者或见尿频量少，或尿中带血，或小便浑浊如油膏。常伴见恶寒，发热，心烦欲吐，不思饮食，腰酸腰痛等症。

1. 淋证验方（《杂谈》）

[组成] 血余炭 10g，地骨皮 20g，五灵脂 5g。

[功效] 清热排石通淋。

[适应证] 排尿困难，或排尿突然中断，尿道窘迫疼痛，少腹拘急，甚则尿中带血，舌红，苔薄白，脉弦或带数。

[用法] 水煎服，每日 1 剂，早晚温服。

2. 加味导赤汤（《杂谈》）

[组成] 生地黄 12g，木通 6g，甘草 6g，竹叶 10g，萹蓄 12g，石韦 12g，大蓟 30g，小蓟 30g，海金沙 12g，白茅根 30g。

[功效] 清利湿热。

[适应证] 小便浑浊，乳白或如米泔水，尿道热涩疼痛，尿时阻塞不畅，口干，苔黄腻，舌质红，脉濡数。

[用法] 水煎服，每日 1 剂，早晚温服。

3. 疏肝益气汤（验方）

[组成] 柴胡 24g，莲肉 15g，党参 15g，黄芪 30g，地骨皮 10g，麦冬 15g，茯苓 15g，车前子 30g，远志 10g，菖蒲 10g，甘草 9g。

[功效] 疏肝益气，利湿通淋。

[适应证] 小便不甚赤涩，溺痛不甚，但淋沥不止，时作时止，遇劳则发，腰膝酸软，神疲乏力，病程缠绵，舌淡，脉细数。

[用法] 水煎服，每日 1 剂，早晚温服。

[辨证加减] 若热性明显可以用小麦花 9g、车前子 15g、灯心草 1g，1 剂即可见效。

4. 利尿通淋汤（《特效按摩加小方治病法》）

[组成] 萹蓄 15g，鱼腥草 12g，干地黄 18g，炒黄柏 10g，甘草梢 6g，上肉桂 2g（后下）。

[功效] 清热利尿通淋。

[适应证] 小便时，尿道热涩疼痛，尿时阻塞不畅，口干，苔黄腻，舌质红，脉数。

[用法] 清水煎，二煎混合，分 2 次服，每日 1 剂。

5. 薏仁赤小豆羹（《特效按摩加小方治病法》）

[组成] 生薏仁 25g，炒薏仁 25g，赤小豆 30g。

[功效] 清热利湿。

[适应证] 小便时，尿道热涩疼痛，尿时阻塞不畅，口干，苔黄腻，舌质红，脉数。

[用法] 清水泡软上药，煎煮成羹，加适量糖调味，分 2 次服食。亦可用此羹送服知柏地黄丸（浓缩）8～12 粒，每日 2 次。

6. 八正散加味方（《印会河抓主症经验方解读》）

[组成] 木通 9g，车前子 9g（包煎），萹蓄 9g，大黄 9g，甘草梢 9g，瞿麦 9g，滑石 15g（包煎），栀子 9g，柴胡 30g，五味子 9g，黄柏 15g。

[功效] 利水通淋。

[适应证] 主治小便时阴中涩痛，或尿前痛甚，或见寒热，尿黄赤而频急，舌红，苔黄，脉数。尿检可见大量白细胞及少量蛋白。可用于西医学的尿道炎属膀胱湿热证者。

[用法] 水煎，每日 1 剂，早晚分服。

[辨证加减] 痛甚者加琥珀末 3g（冲服）。

7. 印氏三金排石汤（《印会河抓主症经验方解读》）

[组成] 海金沙 60g，川金钱草 60g，鸡内金 12g，石韦 12g，冬葵子 9g，滑石 15g（包煎），车前子 12g（包煎）。

[功效] 利尿排石。

[适应证] 主治石淋，症见尿中夹有沙砾，小便刺痛窘迫，时或突然尿中断，少腹连腰而痛，或见尿中带血，舌红，脉数。可用于西医学的胆道及泌尿系统结石。

[用法] 水煎服，日 1 剂，2 次分服。

[辨证加减] 尿石不尽加煅鱼脑石 30g，以加强排石作用；痛

甚者加琥珀末 3g（分冲）。

8. 当归贝母苦参丸加味方（《印会河抓主症经验方解读》）

[组成] 当归 15g，川贝母 9g，苦参 15g，木通 9g，甘草梢 9g，竹叶 9g，地黄 9g。

[功效] 燥湿祛瘀散结。

[适应证] 主治瘀停结癥之淋证。少腹急结，按之痛甚，尿急，尿频，尿液浑浊，严重时可出现尿血，尿痛多出现在尿后，有时小便不能控制，有尿意即遗尿。可用于西医学的膀胱炎、膀胱结石、膀胱结核、前列腺肥大、尿道狭窄等尿路梗阻性疾病引起的膀胱继发性感染。

[用法] 日 1 剂，水煎服，日 2 次分服。

[辨证加减] 妊娠妇女，去木通加黄芩 9g；少腹痛甚加琥珀末 2g（分吞）。

9. 参苓白术散加减方（《国医大师验案良方》）

[组成] 党参 15g，薏苡仁 15g，猪苓 15g，白术 12g，桂枝 12g（或肉桂 1.5g），山药 12g，川牛膝 12g，茯苓皮 25g，黄芪 20g，甘草 4g。

[功效] 健脾固肾，利湿化浊。

[适应证] 用于慢性肾炎脾虚湿阻型。

[用法] 水煎服，每日 1 剂，分 2 次温服。

10. 黑豆薏苡仁饮（《国医大师验案良方》）

[组成] 黑大豆 30g，生薏苡仁 20g，熟薏苡仁 20g，赤小豆 15g，荷叶 6g。

[功效] 补肾健脾，行水散瘀。

[适应证] 慢性肾炎后期，多见脾肾双亏，湿阻血瘀，以致蛋白尿长期不愈。

[用法] 以水1000mL，煮极熟，任意食豆饮汁。

二十六、尿浊

尿浊是指小便浑浊，白如泔浆的症状。

1. 尿浊汤（《高东顺验方》）

[组成] 玉米须100g，萆薢15g，黄柏6g，栀子10g，莲子心10g，苍术6g。

[功效] 清热化浊。

[适应证] 小便浑浊，甚则如豆腐渣样，舌红，苔厚腻，脉滑数。

[用法] 水煎服，每日1剂，早晚温服。

二十七、癃闭

本病多由外邪、瘀血、结石等原因导致尿路阻塞、膀胱气化不利而引起。

本病初起多见小腹胀满疼痛，有强烈尿意，但小便却点滴而下，或点滴不下。可突然发作，或逐渐发展，病情严重时还可伴见头晕、心悸，喘促浮肿，恶心呕吐，视物模糊，甚至昏迷抽搐等尿毒内攻症状。

1. 冬葵合剂（验方）

[组成] 冬葵子30g，石韦10g，萹蓄20g，车前子15g，熟地黄25g，泽泻10g，菟丝子15g，乌药10g，黄芪25g，党参15g，肉桂3g。

[功效] 补肾利湿，化气利尿。

[适应证] 小便点滴不通，排出无力，肾气怯弱，腰膝酸软，舌淡苔白，脉沉弦。

[**用法**] 水煎服，每日 1 剂，早晚温服。

[**辨证加减**] 肾阳衰惫者，加附子 10g；阴虚火旺者加知母 10g、黄柏 10g；兼有感染者，去党参、黄芪、肉桂，加当归 12g、连翘 15g、赤小豆 21g。服药共分三个阶段：准备阶段、拔管阶段、巩固阶段。

2. 麻黄五苓汤（《中国中医药报》）

[**组成**] 麻黄 30g，桂枝 30g，杏仁 30g，茯苓 30g，猪苓 30g，泽泻 30g，木通 30g，白术 30g，甘草 10g。

[**功效**] 散寒利尿。

[**适应证**] 小便不畅或点滴不通，伴身寒肢冷，或有咳嗽，舌淡苔白，脉浮数。

[**用法**] 水煎服，每日 1 剂，早晚温服。

3. 葱姜艾叶热熨方（《特效按摩加小方治病法》）

[**组成**] 连须葱白 100g，生姜片 50g，艾叶 30g，食盐 20g。

[**功效**] 温通散寒。

[**适应证**] 小便不畅或点滴不通，伴身寒肢冷，或有咳嗽，舌淡苔白，脉浮数。

[**用法**] 将上药放入铁锅中炒烫，趁热用纱布包裹敷会阴部 30 分钟。

4. 启闭祛邪利尿汤（《特效按摩加小方治病法》）

[**组成**] 冬葵子 15g，海金沙 12g（包），路路通 10g，川桂枝 9g，猪苓 20g。

[**功效**] 清热利尿。

[**适应证**] 小便不畅或点滴不通，烦渴欲饮，或有咳嗽，舌红苔黄，脉数。

[**用法**] 清水煎，二煎混合，分作 2 次服，每日 1 剂。

二十八、阳痿

阳痿是指男子性交时生殖器（阴茎）不能勃起，或勃起而不坚硬，以致影响正常夫妻性生活。中医认为本病或因纵欲伤精，或因思虑过度，或因惊恐伤肾，或因湿热下注所致，除少数属生殖器官的器质性病变外，大多为功能性病变。

1. 硫黄粉喂母鸡服食法（《特效按摩加小方治病法》）

[组成] 老母鸡1只。以硫黄粉适量（量太多，鸡不食）粘在稻谷和切碎的青菜上，作为食饵喂养母鸡7~10天。

[功效] 补火助阳。

[适应证] 男子性交时生殖器（阴茎）不能勃起，或勃起而不坚硬，以致影响正常夫妻性生活。

[用法] 将母鸡宰杀，去毛和内脏，煨极烂，酌量食鸡肉和鸡汤。冬季用此法，每9天服食1只老母鸡。

2. 补肾回春酒（《特效按摩加小方治病法》）

[组成] 仙灵脾100g，熟地黄120g，蛇床子90g，黄柏40g，泽泻40g。

[功效] 温补肾阳。

[适应证] 男子性交时生殖器（阴茎）不能勃起，或勃起而不坚硬，以致影响正常夫妻性生活。腰膝酸软，易疲劳。

[用法] 用适量中度白酒浸泡7~10天，每晚饮1~2杯。

二十九、遗精

遗精是指男子未行性交而精液自行泄出的病症。有梦而遗精者，名为“梦遗”；无梦而遗精，甚至清醒时精液自行滑出者，名为“滑精”。此是遗精轻重的两种表现。中医认为本病多因肾虚，精关不固，或君相火旺，扰动精室所致。

成年未婚男子，或婚后夫妻分居者，一月泄精1~2次，次日并无不适感觉或其他症状，属生理性溢精，并非病态。若每周遗精2次以上，或每日遗精数次，甚至在清醒时精自滑出，并伴有头晕、耳鸣、精神萎靡、腰酸腿软等症状者，属病理性遗精。

1. 牡蛎知柏止遗丸（《特效按摩加小方治病法》）

[**组成**] 牡蛎150g，炒知母90g，炒黄柏90g，芡实100g。

[**功效**] 滋补肾阴。

[**适应证**] 每周遗精2次以上，或每日遗精数次，甚至在清醒时精自滑出，并伴有头晕、耳鸣、精神萎靡、腰酸腿软。

[**用法**] 将上药烘干，研为细末，蜂蜜为丸，每丸9g，每日2次。

2. 芡实莲子薏仁羹（《特效按摩加小方治病法》）

[**组成**] 芡实肉40g，莲子30g（连皮心），生薏米20g。

[**功效**] 补肾固涩止遗。

[**适应证**] 每周遗精2次以上，或每日遗精数次，甚至在清醒时精自滑出，并伴有头晕、耳鸣、精神萎靡、腰酸腿软。

[**用法**] 上三味浸泡略软，加适量清水煨烂，或加糖调味，在1日内分2次食用。

三十、郁证

郁证是由于情志不舒、气机郁滞所致，以心情抑郁、情绪不宁、胸部满闷、胁肋胀痛，或易怒喜哭，或咽中如有异物梗死等症为主要临床表现的一类病症。

1. 悦肝汤（《江苏中医》）

[**组成**] 柴胡9g，香附9g，佛手花9g，玫瑰花9g，香橼皮

9g，青皮 9g，郁金 12g，合欢皮 12g，白芍 12g，炙甘草 6g。

[功效] 疏通气机。

[适应证] 心情抑郁，胸闷叹息，心烦难寐，食欲不振，易悲喜哭，咽中似有异物梗塞，舌淡苔薄白，脉弦。

[用法] 水煎服，日 1 剂，日服 2 次。

2. 百合宁神汤（《新中医》）

[组成] 炙百合 30～60g，炒酸枣仁 30g，合欢花 30g，夜交藤 30g，当归 10g，丹皮 15～30g，炙甘草 6g。

[功效] 养心解郁。

[适应证] 心情抑郁，思虑过度，失眠，因情志变化而增减，甚则有胸胁胀痛，嗳气频作，得嗳气则舒，纳少口苦，舌苔薄白，脉弦。

[用法] 水煎服，每日 1 剂，日服 3 次。

三十一、消渴

中医认为此病多因饮食不节、情志失调、肾阴亏损等所致之内热伤阴、消谷耗津而引起的一系列症状。本病多见于老年人，男性一般多于女性。

早期糖尿病多无自觉症状，每因皮肤反复化脓感染或排出的尿液被蚁蝇聚食而引起患者的注意。临床如若出现多饮、多食、多尿，而身体反而消瘦的症状以至中晚期。其中以口渴多饮为主的，叫作“上消”；多食善饥为主的，叫作“中消”；多尿如脂为主的，叫作“下消”。患者同时伴有全身乏力，精神不振，头晕嗜睡，或失眠，腰酸痛，皮肤干燥和瘙痒，女子月经不调和男子阳痿等症。严重时可出现神志恍惚、昏迷等危症。

1. 验方

[组成] 葛根 15g，天花粉 15g，麦冬 15g，生地黄 15g，五味子 5g，甘草 5g，糯米 15g。

[功效] 滋阴益气生津。

[适应证] 多饮、多食、多尿。

[用法] 水煎服，每日 1 剂，早晚温服。

2. 杞子五味茶（《特效按摩加小方治病法》）

[组成] 枸杞子 20g，五味子 15g。

[功效] 生津止渴，益肾缩泉

[适应证] 多饮、多食、多尿。

[用法] 煎汤代茶饮用。

3. 黄精点心（《特效按摩加小方治病法》）

[组成] 黄精 100～150g。

[功效] 补肺滋脾益肾。

[适应证] 多饮、多食、多尿。

[用法] 拣去杂质，洗净，蒸熟。饥饿时当点心食用。

三十二、自汗

自汗是指不因劳累活动、天热、穿衣过暖和服用发散药物等因素而自然汗出的表现。

1. 桂枝加龙骨牡蛎汤（《金匮要略》）

[组成] 桂枝 4g，白芍 9g，甘草 3g，大枣 5 枚，龙骨 15g，牡蛎 15g。

[功效] 平补阴阳。

[适应证] 阴阳两虚，夜梦遗精，自汗严重，舌淡苔薄白，脉弱。

[用法] 每日1剂，分2次温服。

[辨证加减] 气阳虚加白术、黄芪、麻黄根、重用桂枝；气阴虚加黄芪、太子参、五味子、桂枝减量。

2. 炙甘草汤（《伤寒论》）

[组成] 炙甘草5g，桂枝3g，人参2g，生地黄10g，阿胶5g，麦冬6g，麻仁5g，大枣9g，生姜9g。

[功效] 补益气血阴阳。

[适应证] 用于小儿自汗盗汗，咽干舌燥，大便干结，脉虚数。

[用法] 以清酒七升，酒八升，先煮八味，去渣，阿胶烊化，温服一升，日三服。

三十三、盗汗

盗汗是指入睡后出汗，醒来后汗液自干的一种症状。

1. 小麦止汗饮（验方）

[组成] 浮小麦50g，五味子10g。

[功效] 益气养阴。

[适应证] 身体虚弱，自汗盗汗，入夜加重，汗出涔涔，气短神疲，面色无华。

[用法] 凉水浸泡半天，加水500mL，煎煮半小时，煎煮出100mL，稍加冰糖调味，每日2次，每次50mL。

2. 止汗散（《中国中医药报》龙运光验方）

[组成] 煅牡蛎100g，海螵蛸100g，五味子100g，五倍子65g，吴茱萸35g，丁香16g，桑叶10g，川椒15g，生姜6g，麻黄根6g。

[功效] 滋阴暖肾，固表敛汗。

[适应证] 自汗、盗汗。

[用法] 上药碾末过筛，密封备用。每次 6～10g 调醋或芝麻油外敷肚脐（神厥穴）和涌泉穴（双侧），每天 1 次，连用 3～5 天即止。

三十四、虚劳

虚劳又称虚损，是由于禀赋薄弱、后天失养及外感内伤等多种原因引起的，以脏腑功能衰退，气血阴阳亏损，日久不复为主要病机，以五脏虚证为主要临床表现的多种慢性虚弱证候的总称。

1. 兰州方（《中医治虚劳验方秘方大全》）

[组成] 人参 10g，北沙参 30g，山药 15g，山萸肉 30g，白芍 10g，炙甘草 10g，生龙骨 30g，生牡蛎 30g，麦冬 10g，五味子 6g，酸枣仁 10g，黄芪 30g，龙葵 30g，白花蛇舌草 30g，丹参 30g，川芎 15g。

[功效] 脾肾双补，祛邪扶正。

[适应证] 低热汗出，乏力困倦，头晕目眩，食少便稀，腰膝酸软，舌红，脉细。

[用法] 水煎服，每日 1 剂，早晚温服。

2. 三甲复脉汤加减方（《印会河抓主症经验方解读》）

[组成] 龟板 30g（先煎），鳖甲 30g（先煎），牡蛎 30g（先煎），生地黄 12g，甘草 6g，麦冬 9g，白芍 9g，阿胶 9g，火麻仁 9g。

[功效] 滋阴潜阳。

[适应证] 主治肢体枯瘦，唇舌干痿，齿燥结瓣，鼻干积垢，目陷睛迷，昏沉嗜睡，两颧红赤，肢端厥冷，或见手指蠕动，或作不经呓语，脉微细欲绝。可用于西医学各种高热，急、慢性炎

症，肿瘤等消耗性疾病引起的脱水、休克，肿瘤放射治疗和化学治疗引起的体液代谢紊乱。

[用法] 水煎服，日 1 剂，2 次分服。

[辨证加减] 本方去龟板、鳖甲、麻仁名一甲复脉汤，治温热伤阴，大便溏泻；但去龟板名二甲复脉汤，治阴虚肾不养肝的手指蠕动；本方加五味子 10g、鲜鸡子黄一枚（生冲），名大定风珠，治阴虚而生的抽动。

3. 加味保元煎（《中国中医药报》周富明验方）

[组成] 西党参 20g，炙黄芪 20g，上肉桂 5g（后下），炙甘草 5g，枸杞子 15g，炒当归 12g，制大黄 10g，薏苡仁 15g。

[功效] 温阳填精，益气养血，渗利泄浊。

[适应证] 脾肾衰败，肾精不足，气血两虚，肾功能衰竭所致肾性贫血。

[用法] 水煎服，日 1 剂，2 次分服。

[辨证加减] 若虚损益甚、气短乏力者，加紫河车、龟板胶、熟地黄等血肉有情、味厚质醇之品，以补元气、填肾精、养气血；若伴腰膝酸软、头晕耳鸣者，加女贞子、旱莲草、枸杞子补益肝肾、滋阴养血；若兼见肾脏明显缩小，腰痛乏力，面暗消瘦者，为瘀血内结，可加补阳还五汤以补气养血、祛瘀生新；如大便溏泻、小溲清长者，去大黄、薏苡仁，酌加熟附子、干姜、白术等温补肾阳、健运中州。

三十五、肥胖症

人正常体重的标准计算方法是：标准体重公斤 = 身高（厘米）−105，一般认为，超过正常体重的 20% 即属肥胖。近几年，随着人们生活水平的提高，肥胖症患者亦呈逐渐增多的趋势。有些人错误地认为发胖是一种“福态”，其实，肥胖不仅外观上不美观，而且亦是健康受到威胁的信号。因而人们不可忽视肥胖，应予重视，如果出现应及早采取积极的治疗手段。肥胖还能并发胆囊炎、胆结石、糖尿病、冠心病、高血压等多种疾病。

1. 滋填减肥汤（《特效按摩加小方治病法》）

[组成] 党参 20g，黄精 15g，熟地黄 30g，泽泻 40g，生白术 25g。

[功效] 健脾补肾。

[适应证] 肥胖，不思饮食，神疲乏力，腰膝酸软。

[用法] 清水煎 30 分钟，二煎混合，分作 2 次服，每日 1 剂。

2. 楂陈减肥茶（《特效按摩加小方治病法》）

[组成] 生山楂 10g，炒山楂 10g，陈皮 9g，清茶 30g。

[功效] 健脾消脂。

[适应证] 肥胖患者，面色黄，神疲乏力，不喜运动。

[用法] 把上药放入热水瓶中，用沸水冲泡，盖闷 15 分钟，频频代饮。

三十六、痉证

痉证是以项背强急、四肢抽搐、角弓反张为主要表现的病症。西医的各种脑炎、脑肿瘤、脑寄生虫病引起的抽搐及高热惊厥，均属本病范畴。

1. 羌活胜湿汤（《内外伤寒惑论》）

[组成] 羌活 12g，独活 12g，川芎 10g，蔓荆子 10g，防风 10g，苍术 10g，葛根 20g，藁本 10g。

[功效] 散寒和营。

[适应证] 头痛，颈背强直，恶寒发热，肢体酸痛，舌苔白

腻，脉浮紧。

[用法] 水煎服，每日 1 剂，早晚温服。

[辨证加减] 若恶寒无汗、寒邪较重者，加麻黄 9g；湿偏盛者，加藿香 12g、豆蔻 10g、薏苡仁 20g。

2. 增液承气汤（《温病条辨》）

[组成] 大黄 15g，芒硝 12g，玄参 15g，生地黄 18g，麦冬 15g，石膏 30g，知母 12g，地龙 12g，钩藤 20g。

[功效] 泄热止痉。

[适应证] 发热胸闷，口噤龂齿，项背强，甚至角弓反张，手足挛急，腹胀便秘，舌苔黄腻，脉弦数。

[用法] 水煎服，每日 1 剂，早晚温服。

三十七、腰痛

腰痛为临床常见病、多发病，发病因素较多。主要症状是腰部酸痛，日间劳累加重，休息后可减轻，日积月累，可使肌纤维变性，甚而少量撕裂，形成疤痕或纤维索条或粘连，遗留长期慢性腰背痛。中医认为腰痛病因为内伤、外感与跌仆挫伤，基本病机为筋脉痹阻，腰府失养。内伤多责之禀赋不足，肾亏腰府失养；外感为风、寒、湿、热诸邪痹阻经脉；或劳力扭伤；气滞血瘀，经脉不通而致腰痛。腰为肾之府，由肾之精气所溉，肾与膀胱相表里，足太阳经过之，此外，任、督、冲、带诸脉，亦布其间，所以腰痛与肾脏及诸经脉相关。

1. 固肾方（中国偏方网）

[组成] 白术 60g，薏苡仁 50g，芡实 30g，续断 20g，桑寄生 15g。

[功效] 补肾固虚。

[适应证] 腰膝酸软，绵绵不绝，肢体无力，遇劳更甚，舌淡苔白，脉沉。

[用法] 水煎服，每日1剂，早晚温服。

2. 杜桂散（中国偏方网）

[组成] 杜仲50g，木香20g，肉桂10g。

[功效] 温补肾阳。

[适应证] 腰及腰以下冷痛，重痛，得温痛减，舌淡苔薄白，脉弱。

[用法] 水煎服，每日1剂，空腹温酒送服。

3. 瘀血腰痛方（中国偏方网）

[组成] 川芎20g，当归20g，赤芍10g，红花10g，杜仲10g，香附10g。

[功效] 活血化瘀止痛。

[适应证] 腰痛，刺痛，痛有定处，痛处不移，舌暗有瘀点，脉涩。

[用法] 水煎服，每日1剂，早晚温服。

4. 壮腰祛痛汤（高济民）

[组成] 熟地黄24g，白术10g，党参15g，山药20g，山萸12g，炒扁豆15g，枸杞子10g，杜仲10g，金毛狗脊15g，桑寄生15g，甘草10g。

[功效] 健脾补肾，壮腰祛痛。

[适应证] 腰脊痛，或酸，或困，或痛在腿足。包括腰椎间盘突出、骨质增生、腰肌劳损皆可用。

[用法] 每日1剂，水煎3次，药汁合一起，1日3次，温服。一般需服20～30剂，腰痛止后，可再抓10剂，研末，每次9g，1日3次，温开水送服，以巩固疗效。

5. 补肾强腰方（《印会河抓主症经验方解读》）

[**组成**] 金毛狗脊12g，川断9g，桑寄生15g，杜仲9g，牛膝9g，木瓜9g，薏苡仁30g，猪腰子1个（回民可用羊肾代），切开去肾盂白色部分，洗净，先煎，取汤煎药。

[**功效**] 补肾强腰。

[**适应证**] 治疗腰痛不举，但无压痛及敲击痛，气短，尿无力，脉虚细，苔少。可用于西医学之腰肌劳损。

[**用法**] 日1剂，2次分服。

[**辨证加减**] 寒性明显加补骨脂9g、连衣胡桃9g。

6. 归肾丸（《景岳全书》）

[**组成**] 熟地黄250g，山药120g，山茱萸肉120g，茯苓120g，当归90g，枸杞120g，炒杜仲120g，菟丝子120g。

[**功效**] 滋补肾阴。

[**适应证**] 治肾阴不足，精衰血少，腰酸脚软，面容憔悴，阳痿遗精。

[**用法**] 先将熟地黄熬成膏，余药共为细末。炼蜜同熟地黄膏为丸，如梧桐子大。一次9g，每日2～3次。

7. 青娥丸（《太平惠民和剂局方》）

[**组成**] 杜仲180g，补骨脂180g，核桃仁30个。

[**功效**] 补肾壮腰。

[**适应证**] 治肾气虚弱，风冷乘之，或血气相搏，腰痛如折，起坐艰难，俯仰不利，转侧不能；或因劳役过度，伤于肾经，或处卑湿，地气伤腰，或坠堕伤损，成风寒客搏，或气滞不散，皆令腰痛。

[**用法**] 上药为细末，入研药令匀，酒糊为丸，如梧桐子大。每服30～50丸，空腹时用温酒或盐汤服下。

三十八、痹证

痹证是指肢体、关节、筋骨等处疼痛、酸楚、重着、麻木等一类疾患，相当于西医的风湿性关节炎、风湿性肌炎、类风湿等疾病。一般临床上按寒、湿、风辨证论治。

1. 补肾祛寒治尪汤（验方）

[**组成**] 补骨脂 12g，熟地黄 24g，续断 18g，骨碎补 20g，桂枝 6g，麻黄 6g，苍术 10g，威灵仙 12g，松节 9g，伸筋草 30g，牛膝 15g，透骨草 20g，寻骨草 15g，自然铜 9g。

[**功效**] 温肾散寒除痹。

[**适应证**] 肢体关节疼痛，痛势较剧，遇寒痛甚，关节屈伸不利，肌肉消瘦，腰膝酸软，阳痿、遗精，舌质淡红，舌苔薄白或少津，脉沉细弱。

[**用法**] 水煎服，每日 1 剂，早晚温服。

2. 补肾清热治尪汤（验方）

[**组成**] 生地黄 25g，桑寄生 30g，桑枝 30g，地骨皮 15g，知母 12g，黄柏 12g，续断 18g，骨碎补 18g，白芍 15g，威灵仙 15g，羌活 9g，独活 9g，忍冬藤 30g，桂枝 9g，红花 9g，乳香 6g，没药 6g，炮山甲 9g。

[**功效**] 清热毒，补肝肾。

[**适应证**] 游走性的关节疼痛，痛不可触，得冷则舒，伴有腰膝酸软，心烦，低热，舌红，脉沉。

[**用法**] 水煎服，每日 1 剂，早晚温服。

3. 增损麻黄各半汤（《中医药学报》）

[**组成**] 麻黄 9g，桂枝 15g，秦艽 15g，川芎 15g，没药 15g，红花 15g，黄芩 15g，当归 15g，防风 20g，石膏 50g，黄芪 30g，

附子 20g，甘草 10g。

[功效] 祛湿散寒。

[适应证] 肢体关节疼痛，肌肉酸楚，重着，关节屈伸不利，遇寒加重，舌淡苔白，脉濡缓。

[用法] 水煎服，每日 1 剂，早晚温服。

4. 白虎加桂枝二藤汤（《中医药学报》）

[组成] 桂枝 15g，知母 20g，赤芍 20g，石膏 50g，鸡血藤 20g，忍冬藤 20g，地龙 15g，羌活 15g，独活 15g，防风 15g，甘草 10g。

[功效] 清热利湿通络。

[适应证] 游走性关节疼痛，活动不便，局部的灼热红肿，痛不可触，得冷则舒，时伴有发热，恶风，汗出，口渴等全身症状，舌质红，苔黄或黄腻，脉滑数。

[用法] 水煎服，每日 1 剂，早晚温服。

5. 祛风定痛汤（张春娥）

[组成] 威灵仙 20g，防风 12g，秦艽 12g，桂枝 10g，木防己 12g，海桐皮 12g，赤芍 15g，当归 6g，知母 10g，三七粉 1g，杜仲 15g，川断 12g，甘草 6g。

[功效] 祛风通络，活血止痛。

[适应证] 主治风湿痹痛，每于冬春季节，四肢关节疼痛，肿胀，屈伸不利，恶风，舌苔白腻，脉濡。

[用法] 水煎服，日 1 剂，分 2 次饭后服。三七粉分 2 次开水冲服。连服 10 剂可见其功效。

6. 身痛逐瘀汤加减方（《印会河抓主症经验方解读》）

[组成] 秦艽 9g，独活 9g，当归 15g，赤芍 15g，川芎 9g，地龙 15g，黄柏 15g，苍术 9g，穿山甲片 9g，没药 6g，醋五灵脂

9g，桃仁 9g，红花 9g。

[功效] 理血祛风。

[适应证] 主治疼痛游走不定，或痛而兼麻，并可见心烦口渴、午后低热，日久则关节漫肿变形疼痛固定。可用于西医学风湿及类风湿性关节炎、强直性脊柱炎。

[用法] 水煎，每日 1 剂，早晚温服。

[辨证加减] 风湿加白茅根 30g、土茯苓 30g；类风湿加乌梢蛇 30g；湿重加萆薢 15g、薏苡仁 30g。

7. 四妙散加味方（《印会河抓主症经验方解读》）

[组成] 黄柏 15g，苍术 12g，牛膝 10g，薏苡仁 30g，萆薢 15g，木通 9g，滑石 15g（包煎），泽泻 15g，车前子 9g（包煎），木瓜 9g，青黛 8g（包煎）。

[功效] 清热燥湿。

[适应证] 主治关节肿痛，甚则变形，疼处觉热，或有胀感，心烦掌烫，舌红苔黄腻，脉弦数。可用于西医学风湿及类风湿病、痛风属湿热证。

[用法] 水煎，每日 1 剂，早晚温服。

[辨证加减] 病久加土鳖虫 9g、地龙 15g、乌梢蛇 30g，以化久瘀，通经遂；去木通、青黛，加椿根皮 15g、蚕沙 30g，治疗带下量多，色黄质黏稠；湿盛者可加防己 9g；热盛者加土茯苓 30g、贯众 15g、半枝莲 30g、白花蛇舌草 30g，以加强清热解毒作用。

8. 膝痹消汤（《中国中医药报》郭剑华验方）

[组成] 川牛膝 30g，独活 20g，三棱 20g，莪术 20g，海桐皮 30g，乳香 20g，没药 20g，土鳖虫 15g，制川乌 10g，威灵仙 30g，红花 15g，舒筋草 30g。

[功效] 活血化瘀，通络止痛。

[**适应证**] 膝关节骨性关节炎。

[**用法**] 每日 1 剂，加水 3000mL 先浸泡 20 分钟，然后煎 20 分钟，趁热熏洗并热敷患膝关节 20 分钟，早晚各熏洗、热敷 1 次，10 剂为 1 疗程，疗程间隔 2 天。

第二章 五官科

一、牙痛

1. 白芷汤（《现代中医耳鼻咽喉口齿科》）

[组成]防风9g，荆芥9g，连翘15g，白芷9g，薄荷6g(后下)，赤芍9g，生石膏30g，金银花9g，栀子9g。

[功效]疏风清热。

[适应证]风火搏结证，症见牙齿疼痛，痛无定处，遇热加重，口干口渴，便秘等。

[用法]水煎，日1剂，分2次服。

2. 牙痛散（《特效按摩加小方治病法》）

[组成]北细辛5g，生苍术12g，冰片0.5g。

[功效]清热泻火。

[用法]前二药研为细末，后加冰片研和成散。每用少许，外裹一层薄药棉，用酒精浸湿，填放牙痛处，每日数次。

3. 火牙清降茶（《特效按摩加小方治病法》）

[组成]薄荷叶9g，玄参15g，生大黄2g。

[功效]疏风清热，清胃泻火。

[适应证]牙齿疼痛，痛无定处，遇热加重，口干口渴，便秘等。

[用法]三味药放入保温杯中，用沸水冲泡，盖闷15分钟，频频代茶饮用。

4. 牙痛方（康守义）

[组成] 金银花 40g，桂枝 10g，甘草 7g。

[功效] 清热止痛。

[适应证] 牙痛。

[用法] 以水 600mL，浸泡 30 分钟，煎 40 分钟，取汁分 3 服，早、午、晚空腹温服。

5. 牙痛方（《国医大师验案良方》）

[组成] 旱莲草 15g，侧柏叶 15g，细辛 6g，海桐皮 30g。

[功效] 滋阴降火，消肿止痛。

[适应证] 主治牙龈肿痛，牙痛，牙周炎。

[用法] 水煎服，每日 1 剂，分 2 次温服。

二、面痛

三叉神经痛，属中医范畴的“面痛”，是面部三叉神经分布区内发生的阵发性神经痛，多为一侧面部烧灼样疼痛。中医认为本病的发生多为气血阻滞，火热上冲，或阴虚阳亢，虚火上浮。

1. 钩蝎黄芩散（《特效按摩加小方治病法》）

[组成] 钩藤 15g，炙全蝎 6g，炒黄芩 7g。

[功效] 清肝泻火。

[适应证] 面部烧灼样疼痛。

[用法] 三药研为细末，每次服 4g，米汤服下，每日 2～3 次。

2. 天白川芍汤（《特效按摩加小方治病法》）

[组成] 天麻 10g，白芍 20g，川芎 15g，制白附子 5g，生甘草 4g。

[功效] 疏肝泻火，缓急止痛。

[适应证] 面部烧灼样疼痛。

[用法] 清水煎，二煎混合，分作 2 次服，每日 1 剂。

三、面瘫

面瘫又称口眼歪斜、面神经麻痹，民间俗称“吊线风”“歪嘴巴”。多为睡卧当风或汗后受风所致，其发病突然，每在睡觉醒来时，发现一侧面部板滞、麻木，不能皱眉、露齿、鼓腮等动作，额纹消失，鼻唇沟变浅，眼不能闭合，嘴巴歪向对侧，咀嚼食物时，食物残渣留在患侧齿颊之间，说话吐字不清。

1. 牵正散（《特效按摩加小方治病法》）

[组成] 制白附子 9g，炙僵蚕 9g，炙全蝎 9g。

[功效] 祛风化痰，通络止痉。

[适应证] 不能皱眉、露齿、鼓腮等动作，额纹消失，鼻唇沟变浅，眼不能闭合，嘴巴歪向对侧，咀嚼食物时，食物残渣留在患侧齿颊之间，说话吐字不清。

[用法] 三药研为细末，和匀，每服 3～5g，每日 2～3 次，黄酒调服。

2. 天星蜈蚣当归煎（《特效按摩加小方治病法》）

[组成] 天麻 12g，制南星 10g，蜈蚣 9g，全当归 9g，生甘草 6g。

[功效] 祛风化痰，通络止痉。

[适应证] 不能皱眉、露齿、鼓腮等动作，额纹消失，鼻唇沟变浅，眼不能闭合，嘴巴歪向对侧，咀嚼食物时，食物残渣留在患侧齿颊之间，说话吐字不清。

[用法] 清水煎，二煎混合，分作 2 次服，每日 1 剂。

四、鼻渊

鼻渊主要表现为鼻腔阻塞，有黏液或脓性黏液分泌，重者还伴有头晕、头痛。若治疗不及时，还可引起耳鸣、耳聋、咽部痒痛，甚至嗅觉减退。中医认为本病的发生多为肺气壅塞，清阳不升，宣肃失职而致。

1. 野菊白芷葱须汤（《特效按摩加小方治病法》）

[组成] 野菊 15g，香白芷 10g，连须葱白 8g。

[功效] 疏风散寒，温通鼻窍。

[适应证] 鼻腔阻塞，有黏液或脓性黏液分泌，重者还伴有头晕、头痛。

[用法] 清水煎，二煎混合，分作 2 次服，每日 1 剂。

2. 鼻窦炎经验方（验方）

[组成] 苍耳子 9g，辛夷 9g，菊花 9g，薄荷 6g，连翘 9g，生地黄 9g，杭白芍 9g，白芷 9g，金银花 15g，当归 9g，细辛 3g，川芎 6g，蝉衣 9g，白蒺藜 9g。

[功效] 散风清热，芳香开窍。

[适应证] 主治鼻窦炎、额窦炎或急性发作者，症状为间歇性或持续鼻塞，流涕黄浊黏稠，嗅觉减退或消失，鼻腔黏膜红肿，两眉间或颧部有压痛或前额痛甚，每遇感冒症状加重，苔黄，脉数。

[用法] 清水煎，分 2 次温服，每日 1 剂。

[辨证加减] 若风寒初期者，加荆芥、防风、羌活；内有伏火者加元参、栀子、黄芩；咳嗽者加麦冬、桔梗；头痛者加蔓荆子、藁本；久病体虚者去生地黄，兼服补中益气丸；肾阴不足者兼服六味地黄丸。

3. 消炎滴鼻液（《特效按摩加小方治病法》）

[**组成**] 鲜萝卜汁 15mL，大蒜头汁 5mL，甘油 5mL。

[**功效**] 开通鼻窍。

[**适应证**] 鼻腔阻塞，有黏液或脓性黏液分泌，重者还伴有头晕、头痛。

[**用法**] 三药液混合调匀，滴鼻，每日 2 次。

4. 辛夷茶（《特效按摩加小方治病法》）

[**组成**] 辛夷花 7g，绿茶适量。

[**功效**] 宣通鼻窍。

[**适应证**] 鼻腔阻塞，有黏液或脓性黏液分泌，重者还伴有头晕、头痛。

[**用法**] 放入保温杯中，用沸水冲泡，盖闷 10 分钟，频频代茶饮用。

五、咽喉肿痛

咽痛是上呼吸道感染、急性扁桃体炎、急慢性咽喉炎等病的一个主要症状。中医认为是外感邪热熏灼肺系，或肺胃二经郁热上壅，或胃阴亏损、虚火上炎导致的咽喉痛。

1. 急性咽喉痛方（《特效按摩加小方治病法》）

[**组成**] 野菊花 15g，金银花 12g，赤芍 10g，生甘草 4g。

[**功效**] 疏风散热，解毒利咽。

[**适应证**] 咽痛，恶寒，发热，舌红苔黄，脉数。

[**用法**] 清水煎，二煎混合，分作 2 次服，每日 1 剂。

2. 慢性咽痛方

[**组成**] 金银花 9g，沙参 15g，白芍 10g，陈皮 5g。

[**功效**] 滋阴清热，利咽止痛。

[适应证] 咽痛，恶寒，发热，舌红苔黄，脉数。

[用法] 放入热水瓶中，用沸水冲泡，盖闷15分钟，频频代茶饮用。

3. 清喉汤（刘绍武）

[组成] 葛根30g，薄荷15g，金银花20g，连翘15g，桔梗15g，元参20g，郁金10g，芦根15g，甘草10g。

[功效] 疏风清热，解毒散结。

[适应证] 扁桃体炎，喉炎，带状疱疹。

[用法] 水煎，日1剂，分2次服。

六、近视

近视又称屈光不正，这里主要是指假性近视而言。本病多见于学龄前儿童，主要为不良的用眼习惯而致，如学习或工作时光线不良、体位不正、目标过近或使用目力不当等。

1. 枸杞果粥（《特效按摩加小方治病法》）

[组成] 枸杞子20～30g。

[功效] 养肝明目。

[适应证] 假性近视。

[用法] 拣净，水略洗，与大米适量煮粥，分2次食用。或将拣净的枸杞子放在阳光下暴晒消毒，在1日内分作数次嚼碎吞咽。

2. 车前草茶（《特效按摩加小方治病法》）

[组成] 车前草10～15g。

[功效] 清热明目。

[适应证] 假性近视。

[用法] 放入保温杯中，用沸水冲泡，盖闷10分钟，频频饮用。

七、失音

失音即声门闭合不全。其表现为轻者发音时费力，发声不畅，咽喉部不适；重者声音嘶哑，咽喉疼痛。本病发生多与患者的职业有关，或因上呼吸道感染、急性扁桃体炎及喉炎引起声带水肿所致。

1. 木蝴蝶茶（《特效按摩加小方治病法》）

[组成] 木蝴蝶 4g，苦丁茶 0.5g，芦根 15g。

[功效] 清热生津，利咽开音。

[适应证] 发音时费力，发声不畅，咽喉部不适；重者声音嘶哑，咽喉疼痛。

[用法] 放入保温杯中，用沸水冲泡，盖闷 10 分钟，当茶饮用。

2. 胖青茶（《特效按摩加小方治病法》）

[组成] 胖大海 15g，生青果 12g。

[功效] 清热解毒，利咽开音。

[适应证] 发音时费力，发声不畅，咽喉部不适；重者声音嘶哑，咽喉疼痛。

[用法] 放入保温杯中，用沸水冲泡，盖闷 15 分钟，频频饮用。

第三章　妇　科

一、月经先期

月经周期提前7天以上，甚则一月两次者，且连续出现3个月经周期以上者，称为“月经先期”，亦称“经行先期”“经期超前”“经早”。

1. 验方（《中国中医药报》）

[组成] 丹皮15g，地骨皮15g，生地黄20g，青蒿10g，柴胡10g，栀子10g，茯苓20g，白术15g，当归15g，黄柏10g，甘草6g。

[功效] 养阴清热，凉血调经。

[适应证] 月经先期，量多，质黏稠，伴心胸烦闷、口渴喜饮，小便色黄，舌质红，苔黄，脉数。

[用法] 水煎服，每日1剂，分3次服，经前1周开始服用。

[辨证加减] 伴乳房胀满者加郁金15g、薄荷10g；伴血块、少腹痛者加桃仁10g、红花6g、益母草20g；伴阴虚者加玄参15g、阿胶10g、枸杞15g。

2. 验方（《中国中医药报》）

[组成] 人参15g，白术15g，当归15g，枸杞15g，白芍15g，乌贼骨15g，牡蛎15g，黄芪30g，熟地黄30g，茯苓20g，远志20g，甘草6g。

[功效] 健脾益气，固冲调经。

[适应证] 月经先期，量多，色淡质稀，伴有神疲气短，心悸失眠，小腹有空坠感，舌淡，苔薄白，脉细无力。

[用法] 水煎服，每日1剂，分3次温服，经期即开始服用，

每月服 10 剂为 1 个疗程，连服 3 个疗程。

3. 龟鹿补冲汤（《中医妇科治疗学》）

[**组成**] 党参 30g，黄芪 18g，龟板 12g，鹿角胶 9g，乌贼骨 30g。

[**功效**] 益气养血，固冲调经。

[**适应证**] 月经先期，经量或多或少，经色暗淡而稀薄，并可伴见面色无华，身倦乏力，腰膝酸软，或夜尿频多，舌淡苔白，脉细弱。

[**用法**] 水煎服，每日 1 剂，早晚温服。

[**辨证加减**] 临床可酌加白术、阿胶、艾叶等增加疗效。

二、月经后期

月经周期延后 7 天以上，甚或四五十日一至，也有的 2～3 个月一行，且连续出现 3 个月经周期以上者，称"月经后期"。

1. 温经汤（《校注妇人良方》）

[**组成**] 当归 15g，川芎 15g，芍药 15g，桂心 15g，丹皮 15g，莪术 15g，人参 30g，甘草 30g，牛膝 30g。

[**功效**] 温经散寒，祛瘀养血。

[**适应证**] 月经延后，色暗，有血块，少腹冷痛，遇冷加重，得热则缓，畏寒肢冷，舌淡苔白，脉沉紧。

[**用法**] 水煎服，每日 1 剂，早晚温服。

[**辨证加减**] 经量过多去莪术、牛膝，加炮姜、艾叶温经止血；腹痛拒按，时下血块，加蒲黄、桃仁、玄胡、红花等活血化瘀止痛。

2. 加减一阴煎（《新中医》）

[**组成**] 生地黄 15g，麦冬 15g，地骨皮 15g，熟地黄 12g，牛

膝 12g，赤芍 10g，丹参 10g，当归 10g，知母 6g，甘草 3g，童小便 10mL、黑豆 12g 为引。

[功效] 养阴清热。

[适应证] 月经后期，血色正常，量少，质稠，伴午后潮热、烦躁失眠多梦，舌红，苔薄黄，脉沉细数。

[用法] 水煎服，每日 1 剂，早晚温服。

三、月经先后不定期

月经不按正常周期来潮，时或提前，时或延后在 7 天以上，且连续 3 个月经周期以上者，称为“月经先后不定期”。

1. 益肾调肝汤（验方）

[组成] 柴胡 10g，当归 10g，白芍 15g，紫河车 10g，山茱萸 10g，香附 10g，益母草 15g。

[功效] 疏肝解郁，补肾调经。

[适应证] 经期先后不定，经量或多或少，经行不畅，经色暗淡，经前乳房胀痛，连及腰骶，舌质正常，或偏淡，脉沉细或弦。

[用法] 水煎服，每日 1 剂，早晚温服。

2. 疏肝调经汤（验方）

[组成] 柴胡 10g，郁金 10g，川楝子 10g，乌药 10g，青皮 6g，陈皮 6g，白芍 10g，当归 10g，川芎 6g，荔枝核 10g。

[功效] 疏肝解郁。

[适应证] 月经先后不定期，经量或多或少，经色紫暗，夹有血块，经前乳房胀痛，甚者可触及肿块，胸闷胁痛，少腹胀滞或经行腹痛，烦躁抑郁。

[用法] 水煎服，每日 1 剂，早晚温服。

[辨证加减] 经前腹痛乳房胀痛者加橘叶 10g、橘核 10g；乳房有块者加路路通 15g、王不留行 10g；兼血虚者加桑葚子 10g、枸杞子 10g、女贞子 10g。

四、月经过多

月经过多连续数个月经周期中月经期出血量多，但月经间隔时间及出血时间皆规则，无经间期出血、性交后出血、经血的突然增加。

1. 平肝开郁止血汤（《傅青主女科》）

[组成] 白术 30g，白芍 30g，当归 30g，丹皮 9g，三七 9g，生地黄 9g，甘草 6g，黑芥穗 6g，柴胡 3g。

[功效] 疏肝解郁，调经止血。

[适应证] 月经量多，色正常，有血块，甚者胁肋疼痛，脘腹胀痛，舌红，脉弦。

[用法] 水煎服，每日 1 剂，早晚温服。

2. 上海甲方（《中西医结合资料选编》）

[组成] 生地黄 12g，白芍 12g，女贞子 12g，旱墨莲 12g，大蓟 15g，小蓟 15g，槐花 9g，茜草 9g，蒲黄 6g。

[功效] 滋阴止血。

[适应证] 月经量过多，经色淡，质清稀，面色无华，神疲倦怠，五心烦热，甚则潮热盗汗，舌红苔少，脉细。

[用法] 水煎服，每日 1 剂，早晚温服。

五、月经延长

月经周期基本正常，行经时间超过 7 天以上，甚或淋沥半月方净者，称为月经延长。

1. 加味归芎饮（《医学集成》）

[**组成**] 焦白术 30g，生地黄 30g，川芎 15g，升麻 3g。

[**功效**] 健脾益气，补血养血。

[**适应证**] 月经经期延长，经色淡，面色萎黄，舌淡苔白，脉弱。

[**用法**] 水煎服，每日 1 剂，早晚温服。

2. 八物汤（《女科切要》）

[**组成**] 熟地黄 6g，川芎 6g，白芍 6g，当归 6g，人参 4.5g，白术 9g，陈皮 3g，半夏 6g。

[**功效**] 益气养血。

[**适应证**] 月经经期延长，经色淡，面色无华，神疲倦怠，舌淡苔白，脉细无力。

[**用法**] 水煎服，每日 1 剂，早晚温服。

3. 姜苓阿胶汤（《四圣心源》）

[**组成**] 丹皮 9g，丹参 9g，桂枝 9g，茯苓 9g，干姜 9g，首乌 9g，阿胶 9g，甘草 6g。

[**功效**] 温经散寒，调经通络。

[**适应证**] 月经经期延长，小腹疼痛拒按，得温则减，经色紫暗，有血块，甚则手脚冰冷，舌暗，脉沉。

[**用法**] 水煎服，每日 1 剂，早晚温服。

4. 归芍六君子（《笔花医镜》）

[**组成**] 当归 6g，白芍 6g，人参 4.5g，茯苓 4.5g，白术 4.5g，陈皮 3g，半夏 3g，炙甘草 1.5g。

[**功效**] 健脾养胃，化痰祛湿。

[**适应证**] 患者平素食少，胸脘痞满，口中自觉痰多，月经色淡，质稀，经期延长，舌红苔滑，脉弦。

[用法] 水煎服，每日 1 剂，早晚温服。

六、崩漏

功能性子宫出血，属中医之“崩漏”范畴。本病系因脏腑气血亏损引起脾不统血、肾失固摄、肝失藏血而致妇女经血妄行。

崩证发病多急骤，其暴下如注，大量出血，颜色紫红，兼有瘀块，腹痛拒按，大便秘结，口干作渴；漏证发病势缓，其出血量少，淋沥不断，血色淡或晦暗，少腹冷痛，喜热欲按，面色㿠白，形寒畏冷，倦怠嗜卧。若漏下不止或崩久不愈，可出现晕厥，面色苍白，汗出如油，呼吸气促，四肢厥逆等危症。

1. 胶艾龙骨固崩汤（《特效按摩加小方治病法》）

[组成] 陈阿胶 15g（烊冲），龙骨 20g（打），陈艾叶炭 4g。

[功效] 温经散寒，补肾固摄。

[适应证] 漏证发病势缓，其出血量少，淋沥不断，血色淡或晦暗，少腹冷痛，喜热欲按，面色㿠白，形寒畏冷，倦怠嗜卧。

[用法] 水煎，二煎混合，每日 1 剂，分作 2 次服。

2. 凉血止漏汤（《特效按摩加小方治病法》）

[组成] 炒生地黄 15g，茜草碳 20g，地榆碳 30g，炒黄柏 9g，炙乌贼骨 12g（打）。

[功效] 清热凉血止血。

[适应证] 崩证发病多急骤，其暴下如注，大量出血，颜色紫红，兼有瘀块，腹痛拒按，大便秘结，口干作渴。

[用法] 清水煎，二煎混合，分作 2 次服，每日 1 剂。

3. 住崩汤（高济民）

[组成] 黄芪 30g，当归 30g，桑叶 3g，三七 15g（研末），升麻 10g，柴胡 10g。

[功效] 补益气血，止血调经。

[适应证] 功能性子宫出血。少女初潮或妇女经期将绝，月经失调，经量如注，伴有心慌、气短，神疲乏力，面色苍白，血红蛋白下降，急需止血者。

[用法] 三七研为细末，其他药煎好后，分数次冲服，日1剂。

4. 奇效四物汤（《中国中医药报》何复东验方）

[组成] 当归10g，川芎10g，白芍10g，生地黄15g，阿胶15g（烊化），黄芩15g，艾叶炭10g。

[功效] 补血调经，凉血止血。

[适应证] 崩漏，症见经血非时而下，量或多或少，淋沥不断，血色深红或色淡质稀，舌淡红，苔薄脉细。

[用法] 上药加水600mL，煎取300mL，再加水400mL，煎取200mL，共取500mL，混匀分2次早晚温服，日服1剂。

七、闭经

妇女月经曾经如期来潮，但忽而中断，达3个月以上者，称为闭经。中医认为本病多因肝肾不足，经血两亏；或因气血虚弱，血海空虚；亦有因气血瘀滞，痰湿阻滞，经血不行而致。

妇女月经量少色淡，渐至闭经，常伴头晕耳鸣，腰膝酸软，口咽干燥，五心烦热，潮热盗汗。有的患者月经后期量少而渐至停闭，常伴见面色苍白或萎黄，头晕目眩，心悸怔忡，神疲肢软，纳少便溏。还有的患者月经数月不行，精神郁滞，烦躁易怒，胸胁胀满，少腹胀痛。

1. 补血通经汤（《特效按摩加小方治病法》）

[组成] 全当归10g，炒熟地黄20g，川芎9g，赤芍药12g，川桂枝10g，鸡血藤30g，泽兰15g。

[功效] 补气养血。

[适应证] 月经后期量少而渐至停闭，常伴见面色苍白或萎黄，头晕目眩，心悸怔忡，神疲肢软，纳少便溏。

[用法] 用清水与黄酒各半煎上药2次，二煎混合，分作2次服。每日1剂，每隔22天连服7～10剂。

2. 鹿角胎盘桂枝散（《特效按摩加小方治病法》）

[组成] 鹿角片60g，川桂枝30g，胎盘粉50g。

[功效] 滋阴清热，补肝益肾。

[适应证] 妇女月经量少色淡，渐至闭经，常伴头晕耳鸣，腰膝酸软，口咽干燥，五心烦热，潮热盗汗。

[用法] 将前二味药研为细末，与胎盘粉和匀，米饭和丸。每服4～6g，每日2次。

3. 养血通脉汤（《班秀文临床经验辑要》）

[组成] 鸡血藤20g，桃仁10g，红花6g，赤芍10g，当归10g，川芎6g，丹参15g，皂角刺10g，路路通10g，香附6g，穿破石20g，甘草6g。

[功效] 补气养血，通脉止痛。

[适应证] 冲任损伤，瘀血停滞所致月经不调，痛经，闭经，血积。

[用法] 水煎服，每日1剂，早晚温服。

八、痛经

痛经又称经行腹痛。中医认为本病多由情志不舒或经期冒雨涉水，感寒饮冷导致气机不畅，经血凝滞胞宫；或气血不足，胞脉失养，血行不畅而致的经行腹痛。本病多发生在月经前后，或正值月经期间，可见小腹疼痛及腰部酸痛，甚至剧痛难忍。常伴有面色苍白，头面冷汗淋漓，手足厥冷，泛恶呕吐等症，并随月经周期反复发作。

1. 香附红花芍药汤（《特效按摩加小方治病法》）

[组成] 制香附 10g，红花 9g，赤芍药 15g，炙甘草 7g。

[功效] 疏肝理气，活血化瘀。

[适应证] 月经前后，或正值月经期间，可见小腹疼痛及腰部酸痛，甚至剧痛难忍。

[用法] 用清水和黄酒 1 杯煎煮上药，二煎混合，分作 2 次服，每日 1 剂。

2. 甘橘调经饮（验方）

[组成] 甘松 10g，蚕沙 10g，荔枝核 12g，山楂 6g，清橘叶 6g。

[功效] 疏肝解郁，调经止痛。

[适应证] 经前或经期小腹胀痛，拒按，甚则乳房胀痛，胸胁胀痛，烦躁易怒，情绪欠佳，舌红，脉弦。

[用法] 水煎服，每日 1 剂，早晚温服。

3. 定坤丹（广誉远）逍遥丸（《太平惠民和剂局方》）

[组成] 定坤丹（成药）1 丸 10.8g，逍遥丸（成药）。

[功效] 疏肝理气，温经止痛。

[适应证] 妇人血虚、宫寒。经期延后 1 周以上，经期腹痛，量少，色暗，兼有经行便溏，舌淡，苔白，脉细。

[用法] 经前 1 周服逍遥丸，每日 2 次，每次 1 丸；经净后，第 2 日早上空腹服定坤丹 1 丸。1 月服 1 次。宜调 3～6 月。

4. 艾姜糖茶（《特效按摩加小方治病法》）

[组成] 陈艾叶 9g，生姜 12g，红糖 6g。

[功效] 温经散寒，调经止痛。

[适应证] 月经前后，或正值月经期间，可见小腹疼痛及腰部酸痛，甚至剧痛难忍。常伴有面色苍白，头面冷汗淋漓，手足厥冷，泛恶呕吐。

[用法] 前二药用清水煎 2 次，二煎混合，分为 2 次加适量红糖温服。每日 1 剂。

九、经行头痛

每遇经行前后或正值经期，出现以头痛为主症者，称“经行头痛”。

1. 夏枯六味汤（验方）

[组成] 熟地黄 18g，山茱萸 12g，山药 12g，泽泻 9g，牡丹皮 9g，茯苓 9g，夏枯草 9g，白蒺藜 9g。

[功效] 滋补肝肾。

[适应证] 经前或经期头痛、头胀，头晕目赤，腰膝酸软，舌红少苔，脉弱。

[用法] 水煎服，每日 1 剂，早晚温服。

2. 朱氏经行头痛方（验方）

[组成] 党参 12g，黄芪 12g，山药 12g，茯苓 2g，震灵丹 12g，淮小麦 30g，玉米须 30g，焦山楂 9g，炮姜炭 4.5g，炙甘草 6g。

[功效] 益气健脾。

[适应证] 经行头痛，头痛隐隐，心悸失眠，疲乏无力，遇劳加重，舌质淡，苔薄白，脉细弱。

[用法] 水煎服，每日 1 剂，早晚温服。

3. 黄氏经行头痛方（验方）

[**组成**] 佩兰 6g，薤白 6g，瓜蒌 15g，龙骨 24g（先煎），细辛 1.5g，川楝子 10g，丹皮 10g，丹参 20g，白芥子 3g，荷叶 3g。

[**功效**] 理气化痰，化浊止痛。

[**适应证**] 经行头痛，头痛昏蒙，胸脘满闷，纳呆呕恶，舌苔白腻，脉滑或弦。

[**用法**] 水煎服，每日 1 剂，分 2 次早晚温服。

4. 蔡氏经行头痛方（验方）

[**组成**] 生地黄 12g，山茱萸 9g，僵蚕 9g，白蒺藜 9g，怀牛膝 9g，泽泻 9g，菊花 6g，石决明 15g（先煎），龙胆草 4.5g，生麦芽 30g。

[**功效**] 清肝泻火，滋阴潜阳。

[**适应证**] 经行头痛，头晕胀痛，两侧为重，心烦易怒，夜寐不宁，舌红苔黄，脉弦数。

[**用法**] 水煎服，每日 1 剂，分 2 次早晚温服。

十、经行身痛

每遇经行前后或正值经期，出现以身体疼痛为主症者，称“经行身痛”。

1. 起痛汤（《嵩崖尊生全书》）

[**组成**] 当归 6g，甘草 1g，白术 2.4g，牛膝 2.4g，独活 2.4g，肉桂 2.4g，薤白 18g，生姜 9g。

[**功效**] 温经止痛。

[**适应证**] 行经时身体疼痛、拘挛，痛处不减，得温痛减，舌红苔白，脉紧。

[**用法**] 水煎服，每日 1 剂，早晚温服。

十一、经行泄泻

每于行经前后或正值经期，出现周期性的大便溏薄，甚或清稀如水，日解数次者，称为经行泄泻。

1. 术苓固脾饮（《辨证录》）

[**组成**] 白术 30g，茯苓 15g，人参 15g，山药 15g，芡实 15g，肉桂 1.5g，肉豆蔻 6g。

[**功效**] 健脾益气，涩肠止泻。

[**适应证**] 经行大便溏泻，偶有腹痛，喜温喜按，经色暗，舌红苔白，脉沉紧。

[**用法**] 水煎服，每日 1 剂，早晚温服。

2. 四神丸（《内科摘要》）

[**组成**] 肉豆蔻 60g，补骨脂 120g，五味子 60g，吴茱萸 30g。

[**功效**] 温肾散寒，涩肠止泻。

[**适应证**] 经行泄泻，常于五更时出现，不思饮食，食不消化，或久泻不愈，腹痛喜温，腰酸肢冷，神疲乏力，舌淡，苔薄白，脉沉迟无力。

[**用法**] 水煎服，每日 1 剂，早晚温服。

十二、经前紧张征

经前紧张征，中医认为多由肝气郁滞，经脉壅阻；或肝肾不足，血脉不荣，阴虚火旺而引起的一系列经前不适症状。月经过后可自行逐渐消失。

患者多见经前乳房、乳头胀痛，甚至不能触衣，少腹胀满连及胸胁，烦躁易怒，经期或先或后，经量或多或少。亦有的患者出现头痛，发热，口苦口干，烦躁失眠。亦有出现面肢浮肿，头晕体倦，纳少便溏，或泄泻，脘腹胀满，腰酸腿软，经量较多，色淡质薄。严重者还可出现心悸恍惚等症。

1. 柴胡丹参郁金汤（《特效按摩加小方治病法》）

[组成] 柴胡 9g，丹参 20g，郁金 10g，金橘叶 6g。

[功效] 疏肝解郁。

[适应证] 经前乳房、乳头胀痛，甚至不能触衣，少腹胀满连及胸胁，烦躁易怒，脉弦。

[用法] 清水煎，二煎混合，分作 2 次服，每日 1 剂。

2. 疏肝解郁降火方（《特效按摩加小方治病法》）

[组成] 柴胡 9g，路路通 10g，赤芍 15g，黄芩 7g，生麦芽 20g。

[功效] 疏肝理气。

[适应证] 经前乳房、乳头胀痛，甚至不能触衣，少腹胀满连及胸胁，烦躁易怒，脉弦数。

[用法] 清水煎，二煎混合，分作 2 次服，每日 1 剂。

十三、带下病

妇女阴道内渗出的一种黏腻液体，绵绵不绝者名之为带下病。中医认为此多由任脉不固，脾胃失运，湿气下行，也有情志不舒，肝气郁结，湿热下注。

有的患者带下色黄而黏腻，并有秽臭味，或带色兼红，伴有口苦咽干，五心烦热，心悸失眠，情绪急躁易怒，大便干结，小便短赤。有的患者带下经久不愈，缠绵不断，质稀色白，气腥而不秽臭，伴见腰重酸痛，头晕无神，肢体疲惫，食欲不振，便溏肢冷等症状。

1. 岗稔止带汤（《寻医问药网》）

[**组成**] 菟丝子 25g，何首乌 20g，白术 20g，海螵蛸 15g，炙甘草 10g，白芍 10g，白芷 10g，岗稔根 30g。

[**功效**] 健脾固肾，化湿止带。

[**适应证**] 带下量多稀白，面色苍白，神疲倦怠，舌淡，脉弱。

[**用法**] 水煎服，每日 1 剂，早晚温服。

2. 银甲汤（《寻医问药网》）

[**组成**] 金银花 20g，连翘 15g，升麻 15g，红藤 24g，蒲公英 24g，鳖甲 24g，紫花地丁 30g，蒲黄 12g，椿根皮 12g，大青叶 12g，琥珀末 12g，桔梗 12g，茵陈 13g。

[**功效**] 清热利湿。

[**适应证**] 带下黏稠量多，色黄如浓茶汁，其气腥秽，舌红苔黄腻。

[**用法**] 水煎服，每日 1 剂，早晚温服。

3. 止带汤

[**组成**] 黄柏 10g，苍术 10g，茯苓 15g，椿根皮 10g，山药 12g，泽泻 12g，使君子 12g，乌梅 6g，胡黄连 6g，刺猬皮 6g，川椒 5g。

[**功效**] 清热利湿杀虫。

[**适应证**] 带下量多，其气腥秽，甚则瘙痒难耐，舌红苔黄腻，脉滑数。

[**用法**] 水煎服，每日 1 剂，早晚温服。

4. 白果汤（《寻医问药网》）

[**组成**] 砂仁 5g，五味子 5g，五倍子 5g，益智仁 5g，杜仲 10g，熟地黄 10g，续断 10g，覆盆子 10g，远志 10g，党参 10g，

桑螵蛸 10g，阿胶 10g，山萸肉 12g，炙甘草 3g。

［功效］益气养血，固摄止带。

［适应证］月经过多，色淡质稀，白带量多，伴头晕肢冷，心悸气短，神疲乏力，腰膝酸软，舌淡，脉微弱。

［用法］水煎服，每日 1 剂，早晚温服。

5. 升阳胜湿汤（《寻医问药网》）

［组成］柴胡 3g，羌活 6g，苍术 6g，黄芪 6g，防风 4.5g，升麻 4.5g，独活 4.5g，当归 9g，藁本 3g，甘草 3g。

［功效］祛湿止带。

［适应证］白带量多，稀水样，伴有头身疼痛，恶风，舌红苔白，脉弦紧。

［用法］水煎服。每日 1 剂，早晚温服。

6. 首乌枸杞汤（《寻医问药网》）

［组成］首乌 12g，枸杞子 12g，菟丝子 12g，桑螵蛸 12g，赤石脂 12g，狗脊 12g，熟地黄 24g，藿香 6g，砂仁 6g。

［功效］补肾益气，利湿止带。

［适应证］白带量多，神疲乏力，气短，腰膝酸软，舌淡，脉微弱。

［用法］水煎服，每日 1 剂，早晚温服。

7. 赤白带下腥臭方（《特效按摩加小方治病法》）

［组成］鱼腥草 30g，蒲公英 20g，茜草根 15g，赤茯苓 10g。

［功效］清热利湿止带。

［适应证］带下量多，其气腥秽，甚则瘙痒难耐，舌红苔黄腻，脉滑数。

［用法］清水煎，二煎混合，分作 2 次服，每日 1 剂。

8. 白带清稀方（《特效按摩加小方治病法》）

[组成] 生白果 30g（去壳）。

[功效] 健脾祛湿。

[适应证] 白带量多，稀水样，伴有头身疼痛，恶风，舌红苔白，脉弦紧。

[用法] 将白果捣烂，冲入煮沸的豆浆，加适量糖，顿服。每日早晚各 1 次。

十四、妊娠腹痛

妊娠期间出现以小腹疼痛为主的病症，称为妊娠腹痛。

1. 胶艾芎归汤（《医略六书》）

[组成] 当归 9g，人参 4.5g，艾叶 3g，茯苓 4.5g，阿胶 9g，川芎 3g，大枣 9g。

[功效] 益气养血，暖宫止痛。

[适应证] 妇人妊娠腹痛，腹痛连绵，神疲乏力，面色苍白，舌淡苔白，脉沉细无力。

[用法] 水煎服，每日 1 剂，早晚温服。

2. 调中汤（《医略六书》）

[组成] 白术 4.5g，当归 9g，白芍 4.5g，茯苓 4.5g，木香 3g，香附 6g，苏梗 9g，酒炒续断 9g，酒炒杜仲 9g，炒砂仁 3g。

[功效] 疏肝解郁，调中止痛。

[适应证] 妇人妊娠腹痛，腹部胀痛，痛无定处，兼痛窜两胁，时作时止，得嗳气则舒，遇忧思恼怒则剧，舌质红，苔薄白，脉弦。

[用法] 水煎服，每日 1 剂，早晚温服。

十五、异位妊娠

胎位异常为引起难产的重要原因之一，其中以臀位为常见，而横位对母婴的危害性最大。妇女妊娠 30 周以前发现者，不需作任何处理，因为到妊娠后期绝大多数可以自行转为头位。如果妊娠 30 周以后发现胎位还不正，临床称之为胎位异常。临床必须经妇产科检查后方能确诊。

1. 艾叶当归敷脐方（《特效按摩加小方治病法》）

[组成] 陈艾叶 15g，当归 12g。

[功效] 温经散寒。

[适应证] 宫寒引起的胎位异常。

[用法] 上二药研为细末，用黄酒调成糊，填敷脐中，外盖敷料，每日 1 换。

2. 紫苏枳壳陈皮煎（《特效按摩加小方治病法》）

[组成] 紫苏叶 7g，桔梗 7g，炒枳壳 9g，陈皮 6g。

[功效] 祛风散寒。

[适应证] 风寒引起的胎位异常。

[用法] 清水煎，二煎混合，分为 2 次服，每日 1 剂。

十六、滑胎

凡堕胎、小产连续发生 3 次以上者，称为“滑胎”，本病类似于西医学的习惯性流产。常见分型有肾气亏损和气血两虚等。“虚则补之”是本病的主要施治原则，而且要遵循“预防为主、防治结合”的原则。

1. 稳健固胎饮（赵建生）

[组成] 炙黄芪 20g，潞党参 15g，当归身 15g，炒杭芍 20g，

炒白术10g，生地黄6g，熟地黄6g，菟丝子15g，寄生15g，生黄芩9g，东阿胶（烊化）15g，苎麻根12g，炙甘草5g。

[功效]健脾益肾，固冲安胎。

[适应证]各种原因所致的胎动不安、先兆流产、习惯性流产。

2. 健脾补肾安胎汤（赵键）

[组成]党参15g，白术15g，山药15g，炙甘草12g，当归15g，熟地黄12g，白芍15g，菟丝子15g，桑寄生15g，川断15g，杜仲12g，黄芪20g。

[功效]健脾补肾安胎。

[适应证]怀胎不牢。有者每怀胎至一定月份，有者三月，有者五月，有的不定时，腰困，下腹疼痛，有下坠感，有的甚至有少量出血，舌质淡或有齿痕，苔薄者较为适用。

[用法]将上药以冷水浸泡30分钟，上火煎煮25分钟，取汁；再加水煎煮20分钟，将两次药液混合，分早晚2次，空腹温服。

3. 保产无忧方加味（高济民）

[组成]白芍15g，黄芪20g，羌活10g，芥穗6g，甘草10g，当归10g，川芎6g，菟丝子15g，贝母10g，川朴6g，艾叶10g，枳壳10g，党参15g，白术10g，黄芩12g，川断10g，砂仁6g（后下），熟地黄12g，桑寄生12g，杜仲10g。

[功效]健脾补肾，益气安胎。

[适应证]怀胎不牢，每于妊娠二、三个月，或四、五个月即流产，有的流产多达四、五次。妊娠后不敢劳作，甚至卧床，依然流产。

[用法]以上药味水煎3次，药汁合一起，日3次，温服。

[辨证加减] 出血加黑芥穗、黑杜仲、三七。

4. 纯阳寿胎饮（《中国中医药报》何复东验方）

[组成] 杜仲 15g，续断 15g，菟丝子 15g，桑寄生 15g，南瓜蒂 2 个。

[功效] 温阳补肾，固冲安胎。

[适应证] 主治胎漏、滑胎，西医学之先兆流产、习惯性流产，证属肾虚者。

[用法] 上药加水 400mL，煎取 200mL，再加水 300mL，煎取 100mL，共取 300mL，混匀分 2 次，早晚温服，日服 1 剂，7 天为 1 疗程。

[辨证加减] 肾阳虚者加巴戟天、鹿角霜；脾虚者加党参、白术、砂仁。

5. 安胎防漏汤（《班秀文临床经验辑要》）

[组成] 菟丝子 20g，覆盆子 10g，川杜仲 10g，杭白芍 6g，熟地黄 15g，党参 15g，炒白术 15g，棉花根 10g，炙甘草 6g。

[功效] 温养气血，补肾益精，固胎防漏。

[适应证] 习惯性流产。

[用法] 水煎服，每日 1 剂，早晚温服。

十七、产后少乳

妇人产后乳汁量少，不能满足乳儿需要者，称为乳少。中医认为多因身体素弱，或临产失血过多而致气血不足，不能生乳，也有因情志失调，气机不畅，经脉壅滞而致乳汁不行者。

患者初起乳汁不足，渐至全无，乳房不涨，伴有面白纳少，气短便溏，唇爪淡白无华。有的患者初起即乳汁不行，乳房胀痛，伴有精神不畅，胸闷，便结，小便短赤等症。

1. 乳斗畅通饮（赵建生）

[组成] 当归 20g，生黄芪 20g，麦冬 15g，天花粉 10g，黑芝麻 15g，川芎 12g，赤芍 12g，王不留行 30g，丝瓜络 12g，路路通 12g。

[功效] 补益气血，通调络脉。

[适应证] 多种原因所致的乳汁不足、乳汁不下，甚而至于乳房憋胀；无论虚证、实证，皆为适宜。

[用法] 水煎，日 1～2 剂，依据症状灵活运用，分服。

2. 产后催乳汤（《中国中医药报》成肇仁验方）

[组成] 生黄芪 30g，党参 15g，白术 15g，茯苓 15g，当归 12g，王不留行 30g，路路通 15g，漏芦 10g，母奶 10g，穿山甲 6g，陈皮 10g。

[功效] 益气健脾，养血通乳。

[适应证] 产妇缺乳。

[用法] 每剂中药用纱布包裹，冷水浸泡 30 分钟，与猪蹄一对或鲫鱼一条加盐少许同煮，待肉熟汤成直接吃肉饮汁。如若条件不便，草药独煎亦可，待武火煮沸，文火再煎 15～20 分钟，每剂煎煮 2 次，取汁混匀分早中晚 3 次于饭后 30～60 分钟左右温服，每天 1 剂，酌情连服 3～5 天即可。服药期间鼓励母乳喂养，建立正常泌乳反射。（备注：对于手术取胎之新产妇，由于术前术后多禁食补液，胃肠功能尚未复原，宜清淡少油饮食，以免腹泻。）

3. 通乳方煨猪蹄（《特效按摩加小方治病法》）

[组成] 王不留行 50g，路路通 20g，炮山甲片 15g，皂角刺 15g。

[功效] 理气通乳。

[适应证]乳汁不足，渐至全无，乳房不涨，伴有面白纳少，气短便溏，唇爪淡白无华。

[用法]上药煎汤一小锅，过滤去渣，加入猪前蹄，小火煨至极烂，随意饮汤食猪蹄。轻度缺乳者，单用通草50～100g，煨猪前蹄，服食即可。

4. 鲫鱼汤（《特效按摩加小方治病法》）

[组成]鲫鱼1条。

[功效]补益气血。

[适应证]乳汁不足，渐至全无，乳房不涨，伴有面白纳少，气短便溏，唇爪淡白无华。

[用法]冻死鲫鱼，去肠杂，洗净，用油煎后，加适量水及敷料（不宜加黄酒），并入川椒，煨至鱼烂汤浓，喝汤食鱼。

十八、产后腹痛

产后以小腹疼痛为主症者，称产后腹痛。

1. 验方（江淑安经验方）

[组成]当归20g，熟地黄15g，川芎10g，白芍20g，桃仁10g，炮姜10g，山药15g，续断15g，杜仲15g，甘草6g，生姜9g，大枣12g。

[功效]补肾益气，养血止痛。

[适应证]妇人妊娠腹痛，腹痛拘急，得温痛减，形寒肢冷，小便清长，大便清稀或秘结，舌质淡，苔白腻，脉沉紧。

[用法]水煎服，每日1剂，早晚温服。

[辨证用药]伴产后恶露不绝，有血块，腹痛拒按者，加蒲黄、五灵脂或益母草；伴身寒肢冷，自汗，腹痛喜温喜按，加附片30g、茴香10g；气虚者加党参、黄芪。

十九、产后便难

产后大便不畅，或大便干结，或数日不解，难以解出者，称为产后便难。

1. 养血润燥通幽汤（《陕西中药》）

[组成] 生地黄 15g，当归 15g，党参 15g，火麻仁 15g，枳壳 10g，桃仁 10g，川芎 7.5g，柏子仁 7.5g，甘草 5g，槟榔片 2.5g。

[功效] 益气补血，润肠通便。

[适应证] 产后大便难，便干燥如栗子秘涩不通。

[用法] 水煎服，每日 1 剂，早晚温服。

[辨证用药] 因阴虚灼热而致者，重用生地黄，酌加滋阴之品；便后肛门疼痛者，加地榆 10g、防风 7.5g；一周不大便，加麦芽 25g、肉苁蓉 10g。

2. 养血润燥汤（《朱小南妇科经验选》）

[组成] 油当归 9g，炒黑芝麻 12g，柏子仁 9g，制香附 6g，炒枳壳 4.5g，焦白术 6g，甜花蓉 9g，云茯苓 9g，陈皮 6g。

[功效] 润肠通便。

[适应证] 产后大便难，面色无华，舌淡苔白，脉弱。

[用法] 水煎服，每日 1 剂，早晚温服。

[辨证用药] 数日未便者加全瓜蒌。

二十、乳痈

急性乳腺炎，中医称乳痈。一般发生在妇女哺乳期，其中尤以初产妇最为多见。本病多因乳头破损、畸形或内陷而致哺乳剧痛，影响乳汁充分被吸吮，或因乳汁多而婴儿不能吸空，或情志不畅、饮食不节等原因导致乳汁瘀滞，乳络不畅，败乳蓄久成脓。

乳痈初起，乳房肿胀触痛。皮色红赤结块，乳汁排泄不畅，并伴有形寒发热，周身骨节酸痛等症。数日后见肿块增大，焮红疼痛，发热持续不退，硬块中央渐软，按之有波动感者，已到成脓阶段。经数日后即破溃而出脓，脓排尽后体温恢复正常，肿痛渐消，逐渐愈合。

1. 通乳消肿方（《特效按摩加小方治病法》）

[组成] 金银花 40g，生甘草 6g，皂角刺 15g，鹿角片 9g。

[功效] 清热解毒，通络消肿。

[适应证] 皮色红赤结块，乳汁排泄不畅，并伴有形寒发热，周身骨节酸痛等症，数日后见肿块增大，焮红疼痛，发热持续不退。

[用法] 清水煎好上药，去渣，加入黄酒 1 杯，二煎混合，分作 2 次服，每日 1 剂。

2. 乳痈初起外敷方（《特效按摩加小方治病法》）

[组成] 鲜仙人掌 200g。

[功效] 清热解毒，散结消肿。

[适应证] 皮色红赤结块，乳汁排泄不畅，并伴有形寒发热，周身骨节酸痛等症。

[用法] 去皮、刺，切碎，捣烂，外敷患处。先施按摩，后敷此方。

3. 内消乳痈汤（《国医大师验案良方》）

[组成] 橘叶 20g，大瓜蒌 1 个（切碎），荆芥 9g，连翘 12g，浙贝母 12g，甘草节 100g，赤芍药 10g

[功效] 散结消痈。

[适应证] 凡妇女不论产前、产后，乳房（一侧或两侧）突然红肿，时而作痛，全身酸楚，恶寒发热，纳减心烦，便干，舌质红或舌尖红绛，苔薄白或微黄，脉来浮数或滑数者。

[用法] 水煎服，以水 250mL，先浸半小时，再以文火煎半小时，倒出药液加水适量，第二煎煎 20 分钟。将两煎合匀，趁热服一半，即卧床休息。根据气候冷暖调节衣服，以温覆取微汗为度。

[辨证加减] 恶寒重者荆芥加至 12g，发热重者加僵蚕 10g。

4. 乳痛外消膏（《国医大师验案良方》）

[组成] 桃仁 30g，青黛 15g，朴硝 30g，蜂蜜适量。

[功效] 活血化瘀，散结消痈。

[适应证] 凡乳房一侧或两侧局部红肿热痛初起者。

[用法] 将前三药放入蒜臼内或粗瓷碗中，以木杵捣烂，再入蜂蜜同捣，成为膏稀状，摊于纱布上（以乳房红肿部位大小为准），先将患部清洗，然后将药膏贴于患部，外以橡皮膏固定，1～2 日一换，连贴 5 天为一疗程。

5. 朱氏消癖舒乳方（《国医大师验案良方》）

[组成] 蒲公英（30～60g），陈皮（10～15g），生甘草（5～10g）。

[功效] 消肿散结，理气散结

[适应证] 乳房局部红肿热痛。

[用法] 水煎服，每日 1 剂，分 2 次温服。

[辨证加减] 以黄酒为引。红肿焮痛加漏芦、天花粉；乳汁排泄不畅加王不留行、白蒺藜；局部硬结较甚加炮穿甲片、皂角刺。

二十一、子宫脱垂

子宫脱垂又称阴脱。本病多因素体虚弱，或产后气血未复过早强力负重，以致气虚下陷，不能收摄胞宫而致。

患者自感阴道中有物脱出，或下坠于阴道口，甚或阴道口外，状如鹅卵，其色淡红，伴有下腹坠胀，腰部酸重，并见精神不振，面色萎黄无华。如不及时治疗，往往导致久延不愈。

1. 枳术陈皮汤（《特效按摩加小方治病法》）

[**组成**] 炒枳实 10g，炒白术 15g，广陈皮 9g，炙升麻 7g，炙甘草 7g。

[**功效**] 健脾益气，升阳举陷。

[**适应证**] 阴道中有物脱出，或下坠于阴道口，甚或阴道口外，状如鹅卵，其色淡红，伴有下腹坠胀，腰部酸重，并见精神不振，面色萎黄无华。

[**用法**] 清水煎，二煎混合，分作 2 次服，每日 1 剂。

2. 参芪益气升陷汤（《特效按摩加小方治病法》）

[**组成**] 党参 20～30g，炙黄芪 20g，当归身 10g，炙升麻 7g。

[**功效**] 益气补血，升阳举陷。

[**适应证**] 阴道中有物脱出，或下坠于阴道口，甚或阴道口外，状如鹅卵，其色淡红，伴有下腹坠胀，腰部酸重，并见精神不振，面色萎黄无华。

[**用法**] 清水煎，二煎混合，分作 2 次服，每日 1 剂。

二十二、不孕

女子婚后夫妇同居 2 年以上，配偶生殖功能正常，未避孕而未受孕者；或曾孕育过，未避孕又2年以上未再受孕者，称为“不孕症”。前者称为“原发性不孕症”，后者称为“继发性不孕症”。古称前者为“全不产”，后者为“断绪”。临床常见有肾虚、肝郁、痰湿、血瘀等类型。

1. 怀春种玉汤（《中新药研制方》）

[组成] 肉苁蓉20g，紫河车12g，当归15g，熟地黄12g，人参10g，枸杞子12g，鹿茸1.5g（分吞），香附12g，益母草12g。

[功效] 益气补肾，调理冲任。

[适应证] 用治多种原因所致的女性婚后久不孕症。临床兼见性欲淡漠、性生活质量低下、月经不调，或兼畏寒喜暖、面淡脉弱等偏于肾阳虚、气血不足等证者。

[用法] ①水煎，日1剂，分2次服；②加工为细粉，每次服4g，日2次，沸水冲泡待温服下，3个月为1疗程。

2. 五子衍宗加味汤（赵键）

[组成] 菟丝子15g，枸杞子15g，韭子12g，覆盆子12g，车前子12g（布包），桑寄生15g，杜仲12g，续断15g，当归15g。

[功效] 补肾益精。

[适应证] 婚后数年不孕，有时伴有腰背劳困，月经后期量少，精神萎靡，性欲淡漠，舌淡无苔，脉弱无力，尤以左尺较甚。

[用法] 每日1剂，水煎2次，早晚各服1次。

[辨证用药] 如月经先期量多，色黑者，加丹皮12g、栀子12g，行经不畅量少者，加当归12g、益母草12g。

第四章　伤　科

一、下颌关节炎

下颌关节炎又称颞下颌关节功能紊乱综合征。是一种常见的疾病，多发生于青壮年。患者常有一侧或双侧下颌关节疼痛酸胀，关节弹响，张口受限和局部压痛明显等症。

下颌关节炎多由局部受到意外损伤或寒冷的侵袭，使牙齿的咬合关节不正常，或因不良的咬合习惯及精神因素造成关节周围肌群痉挛，以致颞下颌关节功能紊乱。

1. 息风活血镇痛汤（《特效按摩加小方治病法》）

[组成] 明天麻 10g，全当归 12g，炙全蝎 3g，条黄芩 9g，嫩桑枝 20g。

[功效] 清肝泻火。

[适应证] 本方适用于肝火上炎引起的下颌关节炎。一侧或双侧下颌关节疼痛酸胀，关节弹响，张口受限和局部压痛明显。

[用法] 清水煎，二煎混合，分作 2 次服，每日 1 剂。

2. 颌痛外敷方（《特效按摩加小方治病法》）

[组成] 白芥子 15g，威灵仙 20g，独活 12g。

[功效] 化痰通络。

[适应证] 本方适用于各种证型的下颌关节炎。一侧或双侧下颌关节疼痛酸胀，关节弹响，张口受限和局部压痛明显。

[用法] 将三药研为细末，每次用 3g，以蜂蜜调成糊，涂敷下颌关节疼痛处，外盖敷料，每日 1 次。敷药后如局部痒甚，应洗去敷药；若见起疹发泡，应停止敷药，让水泡自行吸收萎缩。

二、肩关节扭、挫伤

肩关节是人体活动范围最大的关节，常因直接暴力，或间接暴力造成关节扭伤或挫伤。

病人有明显的外伤史，局部肿胀、疼痛。疼痛多在肩部肱二头肌的长头肌腱和肩外侧三角肌处。损伤较轻者，仅以疼痛为主，重者则有粘连、肩关节活动障碍，久而久之则导致外伤性肩关节周围炎。

1. 舒筋活血镇痛方（《特效按摩加小方治病法》）

[组成] 片姜黄 10g，赤芍药 15g，羌活 9g，独活 9g，嫩桑枝 30g。

[功效] 活血通络。

[适应证] 适用于经络痹阻所致的肩关节扭、挫伤。以疼痛为主，重者则有粘连、肩关节活动障碍。

[用法] 清水加黄酒 1 杯煎，二煎混合，分作 2 次服，每日 1 剂。

2. 川乌地鳖鸡血藤汤（《特效按摩加小方治病法》）

[组成] 制川乌 7g，地鳖虫 20g，鸡血藤 40g。

[功效] 活血行气。

[适应证] 适用于气血瘀滞引起的肩关节扭、挫伤。以疼痛为主，重者则有粘连、肩关节活动障碍。

[用法] 清水黄酒各半煎，二煎混合，分作 2 次服，每日 1 剂。

三、肩关节周围炎

肩关节周围炎简称“肩周炎”，俗称“肩凝症”“漏肩风”“五十肩”。本病是中老年人的常见病、多发病，女性多于男性。

本病主要与感受风、寒、湿邪，慢性劳损，内分泌紊乱等因素有关。

主要症状是肩部周围疼痛，有的牵涉到上臂及前臂，夜间疼痛加剧，以致不能入睡，或从熟睡中疼醒；活动时疼痛加剧，患者在走路时，也不敢摆动患肢。伴有肩关节活动受限以外展、外旋、后伸活动受限明显。本病不但影响劳动，严重者如洗脸、梳头等活动均感困难。病程较长者，可出现肩部肌肉萎缩。

1. 活血解凝止痛方（《特效按摩加小方治病法》）

[组成] 羌活 9g，独活 9g，川芎 10g，川桂枝 8g，北细辛 4g，炒熟地黄 15g。

[功效] 温经散寒，除湿止痛。

[适应证] 适用于寒湿凝滞引起的肩关节周围炎。肩部周围疼痛，有的牵涉到上臂及前臂，夜间疼痛加剧，以致不能入睡，或从熟睡中疼醒；活动时疼痛加剧，患者在走路时，也不敢摆动患肢。

[用法] 清水加黄酒 1 杯煎，二煎混合，分作 2 次服，每日 1 剂。

2. 乌芍蝎尾散（《特效按摩加小方治病法》）

[组成] 制川乌 7g，大白芍 15g，炙蝎尾 6g。

[功效] 温经散寒。

[适应证] 适用于寒邪引起的肩关节周围炎。肩部周围疼痛，有的牵涉到上臂及前臂，夜间疼痛加剧，以致不能入睡，或从熟睡中疼醒；活动时疼痛加剧，患者在走路时，也不敢摆动患肢，脉沉缓。

[用法] 以上方 5～10 倍量，研为细末，每服 3～5g，黄酒 1

杯送下，每日 2 次。

四、网球肘

网球肘是一种常见的慢性劳损性疾病。由于长期从事旋转前臂，伸屈肘关节、腕关节单一动作的劳动，久而久之则造成轻度伤筋。如木工、钳工等长期用力，再遇冷水冲洗手臂而致受风着凉易得此病。其起病大多缓慢，肘部感酸痛无力，局部轻度肿胀，劳累后疼痛加剧，并可涉及前臂、肩前部，但关节活动仍在正常范围。严重者握物无力，甚至握在手中的东西自行脱落掉下。

1. 桑枝活血疏风汤（《特效按摩加小方治病法》）

[组成] 嫩桑枝 30g，川桂枝 9g，全当归 10g，炒白术 15g，防风 7g。

[功效] 活血行气。

[适应证] 适用于气血阻滞引起的网球肘。肘部感酸痛无力，局部轻度肿胀，劳累后疼痛加剧，并可涉及前臂、肩前部。

[用法] 清水加黄酒 1 杯煎，二煎混合，分作 2 次服，每日 1 剂。

2. 白芷皮硝热熨方（《特效按摩加小方治病法》）

[组成] 白芷 30g，皮硝 100g。

[功效] 散寒除湿。

[适应证] 适用于各种证型的网球肘。肘部感酸痛无力，局部轻度肿胀，劳累后疼痛加剧，并可涉及前臂、肩前部。

[用法] 将二药放入锅中炒烫，用纱布包裹，趁热敷患处 30 分钟，每日 1 次。

五、腱鞘炎

腱鞘炎为常见病，多在指、腕、趾、踝等处发生。凡经常而持续地做外展拇指动作，如洗衣服、切菜以及体操运动等，都易患本病。

大多数患者在腕部及拇指周围有疼痛感，较重者可引起手及前臂酸胀乏力，活动时疼痛加重，并有局部压痛及轻度肿胀。病程长者，可触到节样硬块，少数还可有弹响现象。

1. 局部熏洗方（《特效按摩加小方治病法》）

[组成] 樟木片 20g，檀香 10g，红花 9g，川芎 12g，生苍术 15g。

[功效] 活血行气。

[适应证] 适用于气血凝滞引起的腱鞘炎。腕部及拇指周围有疼痛感，活动时疼痛加重，并有局部压痛及轻度肿胀。

[用法] 清水煎，去渣。趁热熏洗局部 20～30 分钟，每日 1 次。此方可以连用 2 天。

2. 通络消肿止痛散（《特效按摩加小方治病法》）

[组成] 鸡血藤 50g，络石藤 40g，路路通 30g，细辛 20g，全当归 60g。

[功效] 通络止痛。

[适应证] 适用于气滞引起的腱鞘炎。腕部及拇指周围有疼痛感，活动时疼痛加重，并有局部压痛及轻度肿胀。

[用法] 将上药烘干，研为细末，每次服 9g，每日 2 次，黄酒调下。

六、踝关节扭伤

踝关节扭伤，在日常生活中较为常见，其可因上、下楼梯，路面不平或被物体绊倒而突然发生。体育运动员、舞蹈演员、中小学生发生踝关节扭伤的机会甚多。伤后症状表现为局部疼痛、肿胀，继则出现皮肤青紫或瘀斑，严重者则造成韧带断裂、骨折或关节脱位。临床以有、无骨折分为两种：

骨折：局部随即明显疼痛、肿胀，皮肤青紫，不能行走，压痛明显，踝关节活动受限，手压有骨擦音。严重者则出现此情况，要立即去医院进一步确诊治疗。

无骨折：踝关节扭伤后，局部无明显疼痛、肿胀，皮肤青紫不显，踝关节活动基本正常，手压无骨擦音。

1. 熏洗方（《特效按摩加小方治病法》）

[组成] 樟木片 20g，麻黄 10g，艾叶 15g。

[功效] 温经散寒。

[适应证] 适用于各种证型的踝关节扭伤。踝关节扭伤，压痛明显，踝关节活动受限。

[用法] 清水煎汤，去渣，熏洗踝部，每次约 20 分钟，每日 2 次。

2. 活血镇痛方（《特效按摩加小方治病法》）

[组成] 怀牛膝 15g，五加皮 10g，羌活 12g，赤芍 15g，红花 7g。

[功效] 补益肝肾，活血止痛。

[适应证] 适用于血行不畅引起的踝关节扭伤，踝关节扭伤，压痛明显，踝关节活动受限，肿胀，皮肤青紫。

[用法] 清水黄酒各半煎，二煎混合，分作 2 次服，每日 1 剂。

七、足跟痛

足跟痛是一个症状，多见于中、老年人。经常站立工作和劳动，或从高处坠落，脚跟直接着地的外伤史，尤其是经常跳跃的运动员及舞蹈、杂技演员训练过度，或训练不得法都会出现足跟痛。

随着年龄的增大，跟骨的退化性改变以及跟腱膜和跟腱的慢性损伤，逐渐形成跟骨骨刺，也是引起足跟痛的重要原因。

足跟疼痛，劳累后疼痛加剧，休息后好转，跟骨前缘有压痛，是其症状特点。

1. 泡足方（《特效按摩加小方治病法》）

[组成] 麻黄 10g，威灵仙 30g，制川乌 9g，红花 15g，香白芷 12g。

[功效] 行气活血。

[适应证] 适用于气血凝滞引起的足跟痛。足跟疼痛，劳累后疼痛加剧，休息后好转，跟骨前缘有压痛，舌红苔薄白，脉浮缓。

[用法] 清水煎，趁热泡足，每日 1～2 次。

2. 蜈蚣麻黄散（《特效按摩加小方治病法》）

[组成] 蜈蚣 30g，生麻黄 20g。

[功效] 行气通络。

[适应证] 适用于气血凝滞引起的足跟痛。足跟疼痛，劳累后疼痛加剧，休息后好转，跟骨前缘有压痛，舌暗红，脉沉涩。

[用法] 上药烘干，研为细末，每服 2～3g，黄酒调下，每日 2 次。

3. 复元活血汤加减方（《印会河抓主症经验方解读》）

[组成] 柴胡 10g，当归 15g，桃仁 10g，红花 10g，赤芍 15g，大黄 3～6g，天花粉 30g，自然铜 10g（先煎），炒山甲 10g（先煎），土鳖虫 10g。

[功效] 行瘀活血，通络止痛。

[适应证] 主治外伤后的各种疼痛。症见有外伤史，痛有定处，手不可按，大便常干，舌红，苔少，脉沉实。可广泛用于外伤后身体各部瘀血作痛者。

[辨证加减] 大便不干者，大黄改用熟大黄 3g；腰痛者加牛膝 10g；头痛者加桔梗 10g；水蛭、虻虫皆为破瘀血、消坚积的主要药物，头痛剧烈或伴有癫痫发作宜加水蛭 10g、虻虫 10g；积块肿痛加生牡蛎 30g、夏枯草 15g，软坚散结以消肿。

[用法] 水煎服，日 2 次分服。

八、落枕

落枕是人们极为熟悉的常见病，任何年龄的人都可发生。本病多因突然扭伤、闪伤颈部，或劳累过度后，睡觉头部姿势不良、枕头高低不适，或因受风着凉，致使颈项酸胀疼痛，活动受限。病人头部常向一侧歪斜，前后左右转动时疼痛加剧，甚至牵涉背部及上臂疼痛。轻者 4～5 天自愈，重者疼痛可向头部及上肢放射，持续数周不愈。

1. 外熨方（《特效按摩加小方治病法》）

[组成] 食盐 300g，艾叶 30g（切碎）。

[功效] 温经散寒。

[适应证] 适用于风寒引起的落枕。颈项酸胀疼痛，活动受限。病人头部常向一侧歪斜，前后左右转动时疼痛加剧，甚至牵

涉背部及上臂疼痛。

[用法] 放铁锅中炒烫，用两层纱布或旧布包裹，趁热敷熨患侧颈部约 20 分钟，如此每日 2 次。如无艾叶，单用食盐炒烫熨也可。

2. 内服方（《特效按摩加小方治病法》）

[组成] 葱白 10 根（连须），生姜 6g。

[功效] 散寒通络。

[适应证] 适用于风寒引起的落枕。颈项酸胀疼痛，活动受限。病人头部常向一侧歪斜，前后左右转动时疼痛加剧，甚至牵涉背部及上臂疼痛。

[用法] 将二药捣碎，水煎 10 分钟，约成 1 小碗，加适量糖，1 次服，每日 2 次。

九、颈椎病

颈椎病是老年人的常见病和多发病。其多因颈椎退行性改变引起椎间隙变窄、椎骨间各韧带和关节囊松弛，椎间滑移活动增大，影响了颈段脊柱稳定，以致神经根、脊髓受压或受刺激所引起的综合征。主要症状是肩颈部疼痛，或见肩颈臂麻木疼痛，放射到前臂和手部，严重者可引起短暂的头晕、心慌，或伴有相应部位的皮肤感觉减退和肌肉萎缩。引起下肢瘫痪的亦有，不过少见。

1. 解痛安颈汤（《特效按摩加小方治病法》）

[组成] 葛根 15g，全当归 12g，独活 10g，炒白术 20g，炒白芍 20g，炙甘草 9g。

[功效] 补益气血。

[适应证] 适用于气血虚弱导致的颈椎病。肩颈部疼痛，或见

肩颈臂麻木疼痛，放射到前臂和手部，严重者，可引起短暂的头晕、心慌，或伴有相应部位的皮肤感觉减退和肌肉萎缩。

[用法] 水煎，二煎混合，分 2 次服，每日 1 剂。

2. 三藤舒筋汤（《特效按摩加小方治病法》）

[组成] 鸡血藤 30g，络石藤 20g，青风藤 15g。

[功效] 通络止痛。

[适应证] 适用于各种证型的颈椎病。肩颈部疼痛，或见肩颈臂麻木疼痛，放射到前臂和手部，严重者，可引起短暂的头晕、心慌，或伴有相应部位的皮肤感觉减退和肌肉萎缩。

[用法] 加生姜 9g、大枣 12g。水煎，二煎混合，分 2 次服，每日 1 剂。

3. 验方（《特效按摩加小方治病法》）

[组成] 胡桃肉 50g，黑芝麻 400g。

[功效] 补益肝肾。

[适应证] 适用于各种证型的颈椎病。肩颈部疼痛，或见肩颈臂麻木疼痛，放射到前臂和手部，严重者可引起短暂的头晕、心慌，或伴有相应部位的皮肤感觉减退和肌肉萎缩。

[用法] 炒熟，捣碎，每日早晚各服 1 匙。一年四季都可服用。

十、岔气

岔气为常见病、多发病，尤以体力劳动者如搬运工人为多见。由于提抬重物，搬运过猛，姿势不良，用力不当，旋转扭错而致。在用力过猛后，出现胸闷不适，隐隐作痛，不敢呼吸及咳嗽时疼痛加剧等症，多为岔气。

1. 调气活血宽胸方（《特效按摩加小方治病法》）

[组成] 柴胡 9g，炒枳壳 10g，全瓜蒌 15g，炒玄胡 18g，赤

芍 12g，青木香 7g。

[功效] 疏肝理气。

[适应证] 适用于肝气郁滞引起的岔气。提抬重物，搬运过猛，姿势不良，用力不当，旋转扭错而致。在用力过猛后，出现胸闷不适，隐隐作痛，不敢呼吸及咳嗽时疼痛加剧等症，脉弦。

[用法] 清水煎，二煎混合，分作 2 次服，每日 1 剂。

2. 二味治伤散（《特效按摩加小方治病法》）

[组成] 三七粉 10g，沉香粉 5g。

[功效] 活血行气。

[适应证] 适用于气血不畅导致的岔气。提抬重物，搬运过猛，姿势不良，用力不当，旋转扭错而致。在用力过猛后，出现胸闷不适，隐隐作痛，不敢呼吸及咳嗽时疼痛加剧等症，脉涩。

[用法] 二药和匀，每服 1～2g，黄酒调下，每日 2～3 次。

十一、肋间神经痛

肋间神经痛，系指一个或几个肋间出现特发性疼痛。其发病原因较复杂。有的原因到目前尚不明了，有的与邻近器官组织的感染、外伤等有关。中医认为，本病多与肝经有关，常因情志抑郁、恼怒伤肝，以致肝气横逆，气机阻滞，经脉失于通畅而发病。另外，气滞、水饮、痰饮停留胁部，致使气机流行受阻，也可引发本病。

本病的特点是肋间区出现针刺样或刀割样疼痛，在咳嗽、喷嚏或深呼吸时疼痛加剧，剧痛时有的可放射到背部或肩部。有的可呈束带状疼痛。

1. 疏肝调气活血汤（《特效按摩加小方治病法》）

[组成] 柴胡 6g，炒玄胡 15g，台乌药 10g，桃仁 20g，黄芩

7g。

[功效] 疏肝行气。

[适应证] 适用于肝气郁滞引起的肋间神经痛。肋间出现特发性疼痛，生气后加重，脉弦。

[用法] 清水煎，二煎混合，分作2次服，每日1剂。

2. 宽胸理气止痛汤（《特效按摩加小方治病法》）

[组成] 虎杖20g，炒枳实9g，炒玄胡20g，三七粉2g，青木香10g。

[功效] 活血行气。

[适应证] 本方适用于气血凝滞引起的肋间神经痛，肋间出现特发性疼痛，脉沉涩。

[用法] 清水煎，二煎混合，分作2次服，每日1剂。

十二、急性腰扭伤

急性腰扭伤，俗称“闪腰岔气”。多发于青壮年和体力劳动者。扭伤后可出现腰部疼痛，由轻到重，腰部屈伸、旋转、弯腰、步履皆受限，腰部肌肉痉挛，深呼吸、咳嗽则疼痛加剧。

1. 腰部外敷方（《特效按摩加小方治病法》）

[组成] 羌活20g，独活20g，皮硝300～400g。

[功效] 散寒除湿。

[适应证] 适用于寒湿凝滞引起的急性腰扭伤。扭伤后可出现腰部疼痛，由轻到重，腰部屈伸、旋转、弯腰、步履皆受限，腰部肌肉痉挛，深呼吸、咳嗽则疼痛加剧。

[用法] 放铁锅中炒热，用几层纱布包裹，趁热敷患处约30分钟，每日2次。

2. 壮腰解痉止痛汤（《特效按摩加小方治病法》）

［组成］金毛狗脊 15g，川续断 15g，羌活 12g，千年健 20g，怀牛膝 18g，鸡血藤 30g。

［功效］补益肝肾。

［适应证］适用于肝肾不足引起的急性腰扭伤。扭伤后可出现腰部疼痛，由轻到重，腰部屈伸、旋转、弯腰、步履皆受限，腰部肌肉痉挛，深呼吸、咳嗽则疼痛加剧。

［用法］清水加黄酒 1 杯煎，二煎混合，分作 2 次服，每日 1 剂。

十三、腰椎间盘突出症

腰椎间盘突出症是临床极为常见的疾病。本病好发于青壮年，由于在劳动和体育活动中，腰部遭受扭闪、撞击或抬重物没有充分准备，突然使脊柱失去平衡所致。

本病主要表现为腰痛，并往往向下肢放射至足跟、足大趾、足背外侧、足底，疼痛多与气候变化、劳累、排便、咳嗽和身体的某种姿势有关。还可伴见一侧腿痛，少数病人可以见双侧腿痛或两侧交替疼痛。

如出现脊柱畸形，也主要表现呈“S”型侧弯，腰部脊柱旁开一公分处有明显压痛，压痛常向下肢放射，腰部肌肉紧张，功能活动明显受限，病程长者，会出现下肢肌肉萎缩、腰部前弯、后伸或侧弯等运动受限，下肢疼痛的一侧抬举明显受限。严重者可出现腰及下肢不能运动，或卧床不起。

1. 搜风活血解痛酒（《特效按摩加小方治病法》）

［组成］桑寄生 50g，仙灵脾 50g，独活 40g，制川乌 30g，炙全蝎 12g，蜈蚣 15g，赤芍 40g，全当归 45g。

[**功效**] 行气活血。

[**适应证**] 适用于气血凝滞引起的腰椎间盘突出症。腰痛，并往往向下肢放射至足跟、足大趾、足背外侧、足底，疼痛多与气候变化、劳累、排便、咳嗽和身体的某种姿势有关。

[**用法**] 上药用适量中度白酒浸泡 10 天，每饮 1 小杯，每日 2 次。

2. 腰痛外敷散（《特效按摩加小方治病法》）

[**组成**] 威灵仙 20g，白芥子 25g，川牛膝 15g，北细辛 9g 。

[**功效**] 补肾温经。

[**适应证**] 适用于肾虚引起的腰椎间盘突出症。腰痛，并往往向下肢放射至足跟、足大趾、足背外侧、足底，疼痛多与气候变化、劳累、排便、咳嗽和身体的某种姿势有关。

[**用法**] 上药研为细末，每用 2～3g，以红糖水做成药饼，放在腰眼处，外用伤湿止痛膏密封固定。双侧腰眼同时使用。待病人痒的无法忍受时，即去掉伤湿止痛膏及药饼。倘若局部起泡，不要弄破，任其自然吸收。

十四、腰肌劳损

腰肌劳损是一种常见的慢性疾病。其由许多原因引起，如工作需长期在不良姿势下操作，或腰部肌肉韧带过久的处于紧张状态，或腰部多次反复发生急性损伤。

表现为腰部有一侧或两侧的弥漫性疼痛，范围较广，不能指出疼痛的正确位置。劳累后疼痛加重，休息可使疼痛减轻或消失。有的患者休息后并不能减轻疼痛，或反而使疼痛加重。

1. 狗脊续断归附丸（《特效按摩加小方治病法》）

[**组成**] 川续断 15g，金毛狗脊 15g，全当归 12g，制香附

10g，炙甘草 6g。

[功效] 补益肝肾。

[适应证] 适用于肝肾不足引起的腰肌劳损。腰部有一侧或两侧的弥漫性疼痛，范围较广，不能指出疼痛的正确位置。劳累后疼痛加重，休息可使疼痛减轻或消失。

[用法] 用上药 5～10 倍量，研为细末，炼蜜为丸，每丸 9g，每日 2 次，用黄酒送下。

2. 益肾舒筋活血方（《特效按摩加小方治病法》）

[组成] 仙灵脾 15g，伸筋草 12g，鸡血藤 30g，青风藤 15g。

[功效] 活血通络。

[适应证] 适用于经脉闭阻引起的腰肌劳损。腰部有一侧或两侧的弥漫性疼痛，范围较广，不能指出疼痛的正确位置。劳累后疼痛加重，休息可使疼痛减轻或消失。

[用法] 清水煎，加入黄酒一盅，二煎混合，分作 2 次服，每日 1 剂。

十五、坐骨神经痛

坐骨神经痛，是指坐骨神经通路及其分布区的疼痛。本病的发生多因风寒或风湿之邪袭于经络，经气阻滞，不通则痛。其疼痛的特点为：风胜则疼痛呈游走性，寒胜则疼痛剧烈。

其临床特征是沿坐骨神经通路，也就是腰臀、大腿后侧、足背等处呈放射性疼痛，甚或烧灼样、刀割样疼痛。疼痛多由腰部、臀部或髋部开始，向下放射，从大、小腿直至足跟或足背，疼痛常因行走、咳嗽、喷嚏、弯腰、排便而加剧。

1. 益肾祛风胜湿止痛方（《特效按摩加小方治病法》）

[组成] 仙灵脾 15g，制草乌 5g，炙地龙 10g，乌梢蛇 12g，

防己 10g。

[功效] 活血行气，通络止痛。

[适应证] 适用于气血瘀滞引起的坐骨神经痛，腰臀、大腿后侧、足背等处呈放射性疼痛，甚或烧灼样、刀割样疼痛，脉细涩。

[用法] 清水黄酒各半煎，二煎混合，分 2 次服，每日 1 剂。

2. 温经活血通络酒（《特效按摩加小方治病法》）

[组成] 威灵仙 50g，全当归 40g，宣木瓜 45g，鹿角片 35g，炙甘草 20g。

[功效] 通络止痛。

[适应证] 适用于经脉闭阻引起的坐骨神经痛，腰臀、大腿后侧、足背等处呈放射性疼痛，甚或烧灼样、刀割样疼痛，脉缓。

[用法] 用中度白酒浸泡 10 天，每服 1 小杯，每日 2 次。

十六、骨质增生

骨质增生的形成，一般认为是退化所致，几乎每个中老年人身上都存在。与外伤、摩擦耗损有关。随着年龄的增长，人体各组织器官都趋向衰老，这种衰老过程称为“退行性改变”。除与年龄有关，另与职业也有一定的关系，常发生在人的颈椎、胸椎、腰椎、髋关节、跟骨等部位。

骨质增生的初起有疼痛和不适的感觉，关节活动常有摩擦感和摩擦音。如在颈椎骨质增生则为颈椎病；胸椎有骨刺可见两肋部不适、背痛及肋间神经痛；腰椎骨刺可见下肢部疼痛和放射性下肢痛麻，影响行走，甚则不能起床，生活不能自理；髋关节骨质增生则有疼痛，行走不便；跟骨骨刺则有足跟部疼痛，甚至行走时足跟不能着地等症。

1. 二仙木瓜补骨散（《特效按摩加小方治病法》）

[组成] 仙灵脾 150g，仙茅 100g，宣木瓜 130g，补骨脂 140g，羌活 90g。

[功效] 补益肝肾。

[适应证] 本方适用于肝肾不足引起的骨质增生。

[用法] 把上药烘干，研为细末，每服 6～9g。在食后用黄酒调下。

2. 通经活络祛风止痛散（《特效按摩加小方治病法》）

[组成] 川续断 140g，金毛狗脊 140g，鸡血藤 150g，川桂枝 60g，乌梢蛇 100g。

[功效] 活血通络。

[适应证] 适用于经络痹阻引起的骨质增生。

[用法] 将上药烘干，研为细末，每服 6～9g，每日 2 次，黄酒调服。

十七、类风湿关节炎

类风湿关节炎，是慢性全身性疾病。其发病与病毒感染、变态反应、内分泌不平衡、结缔组织受害、血液循环障碍、自体免疫反应等原因有关。

约 80% 患者的发病年龄在 20～45 岁左右，以青壮年为主，女性多于男性。此病进展缓慢，患者多先有几周到几个月的疲倦无力，体重减轻，胃纳不佳，低热和手足麻木刺痛等前驱症状，随后关节疼痛、僵硬，指关节较易发病，常呈梭形肿大，其次为掌、趾、腕、膝、踝、肩和髋关节等。晚期则关节僵硬和畸形，功能逐渐丧失，并有骨骼肌萎缩。

1. 类风湿关节炎急性活动期方（《特效按摩加小方治病法》）

［组成］虎杖 20g，徐长卿 15g，赤芍 15g，嫩白薇 10g，黄芩 9g，秦艽 12g。

［功效］除湿止痛。

［适应证］适用于寒湿凝滞经脉引起的类风湿关节炎，疲倦无力，体重减轻，胃纳不佳，低热和手足麻木刺痛，脉缓。

［用法］清水煎，二煎混合，分作 2 次服，每日 1 剂。

2. 类风湿关节炎慢性期方（《特效按摩加小方治病法》）

［组成］桑寄生 15g，熟地黄 15g，当归 10g，独活 10g，炙全蝎 4g，乌梢蛇 12g，鸡血藤 30g，青风藤 12g。

［功效］行气活血。

［适应证］适用于气血凝滞引起的类风湿关节炎，症见疲倦无力，体重减轻，胃纳不佳，低热和手足麻木刺痛，脉沉涩。

［用法］用上药 5 倍量，研为细末，炼蜜为丸，每丸 9g，每日 2 次，黄酒送下。

第五章 儿 科

一、感冒

急性上呼吸道感染简称“上感”，为外鼻孔至环状软骨下缘包括鼻腔、咽或喉部的急性炎症反应。属于中医“感冒”范畴，以发热、鼻塞、流涕、喷嚏、咳嗽为主要临床表现。四季皆可发病，以冬春两季多见。常见的病原体为病毒，少数为细菌。一般病情较轻，病程较短，有自限性，预后良好。

（一）风寒感冒

1. 葱姜橘皮汤（《特效按摩加小方治病法》）

[组成] 鲜葱白（连须）15g，鲜生姜 9g（连皮），橘皮 10g（鲜者加倍），食糖 20g。

[功效] 辛温散寒，疏风解表。

[适应证] 恶寒，发热，头痛，身疼，无汗，鼻塞，流涕，苔薄白，脉浮紧。

[用法] 清水煎 5 分钟，去渣，加糖调和，分 2 次服用。每日 1～2 剂。

2. 花生汤（《健儿按摩食疗方》）

[组成] 花生仁 30g，大枣 30g，蜂蜜 30g。

[功效] 疏风解表。

[适应证] 感冒初起，发热恶寒，无汗，鼻流清涕，久咳不止，舌淡苔白，脉浮紧。

[用法] 上三味加水炖 1～2 小时后喝汤。

3. 生姜粥（《健儿按摩食疗方》）

［**组成**］生姜 6g（切片），粳米 50g，葱白 8g。

［**功效**］辛温散寒，疏风解表。

［**适应证**］感冒初起，发热恶寒，无汗，发冷，头痛，舌淡苔白，脉浮紧。

［**用法**］用粳米煮粥，粥成后加入生姜、葱白，再煮片刻，成稀薄粥，临睡前温热服下。

4. 验方（《健儿按摩食疗方》）

［**组成**］梨 100g，生姜 6g，葱白 6g，鸡蛋一枚。

［**功效**］疏风解表。

［**适应证**］感冒初起，发热恶寒，无汗，咳嗽咽痛，咽痒，舌淡苔白，脉浮紧。

［**用法**］将梨、姜、葱加水煮 15 分钟，再将鸡蛋打入碗内搅匀，用煎好的药汁乘沸时冲入，趁热顿服，服后盖被取微汗出。

（二）风热感冒

1. 银菊贝母汤（《特效按摩加小方治病法》）

［**组成**］金银花 15g，滁菊花 12g，大贝母 10g，生甘草 4g。

［**功效**］辛凉清热，疏风解表。

［**适应证**］感冒初起，发热，汗出，头痛，目赤，咽喉肿痛，咽红，舌红苔黄，脉浮数。

［**用法**］清水煎，二煎混合，分作 2 次服，每日 1 剂。

2. 牛蒡子粥（《健儿按摩食疗方》）

［**组成**］牛蒡子 15g，粳米 50g，冰糖 12g。

［**功效**］辛凉清热，疏风解表。

［**适应证**］感冒初起，发热，汗出，咳嗽，咽喉肿痛，咽红，舌红苔黄，脉浮数。

[用法]将牛蒡子水煎，去渣后加入粳米，冰糖，煮至米花汤稠，温热服食，每日2次。

3. **薄荷粥**（《健儿按摩食疗方》）

[组成]鲜薄荷30g（后下）或干薄荷10g，粳米30g，冰糖12g。

[功效]辛凉清热，疏风解表。

[适应证]感冒初起，发热，汗出，头痛，目赤，咽喉肿痛，咽红，舌红苔黄，脉浮数。

[用法]取薄荷煎取浓汁（切勿久煎），去渣。水煮粳米成稀粥，兑入薄荷汤一半量，煮沸后加入冰糖少许，温热服食，每日2次。

4. **菊花粥**（《健儿按摩食疗方》）

[组成]干菊花10g（以色白开小花者为佳，黄色次之），陈粳米（或北粳米）50g。

[功效]辛凉清热，疏风解表。

[适应证]感冒初起，发热，汗出，头痛，目赤，咽喉肿痛，咽红，舌红苔黄，脉浮数。

[用法]干菊花去蒂择净，磨成菊花末。粳米加冰糖少许，水煮成粥，至米开花，汤未稠时，调入菊花末，再用微火稍煮片刻，待粥稠停火，盖紧闷5分钟，稍温服食。每日2次。

5. **豆豉汤**（《健儿按摩食疗方》）

[组成]豆豉10～20g，红糖适量。

[功效]辛凉清热，疏风解表。

[适应证]感冒初起，头痛、发热、鼻塞，流涕，流眼泪，咽喉红肿疼痛，舌红苔黄，脉滑数。

[用法]将豆豉加水煮取汤液后加入红糖，饮用，每日2次。

（三）时行感冒

防小儿 H1N1 流感方（《国医大师验案良方》）

[组成] 金银花 3g，焦山楂 10g，生甘草 3g，薄荷 3g（后下）。

[功效] 解表清里。

[适应证] 小学生预防甲型 H1N1 流感。

[用法] 每日 1 剂，清水煎，每剂水煎 300～400mL，150～200mL/ 次，早晚各一次。可预防性服用 3～5 天。

二、乳蛾

乳蛾，是儿科常见的咽喉疾病，临床以咽喉两侧赤肿疼痛，吞咽不利为主要特征，相当于西医学的扁桃体炎。

1. 乳蛾解毒汤（《名老中医学术经验整理与继承》）

[组成] 金银花 15g，大青叶 15g，板蓝根 15g，锦灯笼 6g，桔梗 6g，甘草 6g，牛蒡子 6g，玄参 6g，丹皮 6g，赤芍 10g，马勃 5g，青蒿 15g，薄荷 6g（后下），公英 10g，黄芩 6g。

[功效] 清热解毒，利咽散结。

[适应证] 小儿发热，扁桃体发炎，红肿，或有脓点，或斑点，咽部疼痛，舌质红，苔白腻或黄腻，脉数。

[用法] 用水泡半小时，头煎煮沸 8 分钟，二煎煮沸 20 分钟。频服，日 1 剂。

2. 鲜石榴汁（《健儿按摩食疗方》）

[组成] 鲜石榴 两个。

[功效] 清热利咽。

[适应证] 患儿平素身体抵抗力弱，易出现扁桃体发炎症状，出现咽痛，头痛，发热，全身不适等。

[用法] 鲜石榴去皮取肉，捶碎，用开水浸泡，清洁纱布过滤

出渣，放凉后，含漱口或慢慢吞咽。

3. 雪梨汁（《健儿按摩食疗方》）

[**组成**] 雪梨 两个。

[**功效**] 清热利咽。

[**适应证**] 患儿咽红、咽痛，扁桃体肿大，甚则头痛、发热，全身不适，舌红苔黄，脉滑数。

[**用法**] 雪梨洗净切碎，捣汁，慢慢吞咽梨汁。

4. 橄榄酸梅汤（《健儿按摩食疗方》）

[**组成**] 橄榄连核 60g，酸梅 10g，白砂糖 12g。

[**功效**] 清热利咽。

[**适应证**] 患儿发热，咽痛，头痛，全身不适。舌红苔黄，脉滑数。扁桃体肿大，有脓点。

[**用法**] 将鲜橄榄、酸梅捣烂，加清水三碗，煎成一碗，去渣加入白砂糖调味饮服，每日 2 次。

三、咳嗽

咳嗽是小儿常见的一种症状，如感冒、支气管炎及肺炎等都可引起。

中医认为，咳嗽一般分外感和内伤两种。外感咳嗽是由外邪侵袭肺脏，致肺气不宣，痰液壅塞肺道所致。症状表现是：咳嗽有痰，鼻塞，流涕，恶寒，头痛，苔薄，脉浮。风寒致病的，痰、涕清稀色白，恶寒重，而无汗，苔薄白；风热致病的，涕黄稠，发热，稍怕冷，微汗出，口渴，咽痛，苔薄黄，脉浮数。内伤咳嗽，多由于体虚肺脏虚损，表现为久咳，下午低热，或干咳少痰，食欲不振，神疲乏力，形体消瘦。

1. 外感咳嗽方（《特效按摩加小方治病法》）

［组成］冬桑叶 12g，炙枇杷叶 15g，杏仁 10g。

［功效］宣肺止咳。

［适应证］咳嗽有痰，鼻塞，流涕，恶寒，头痛，苔薄，脉浮。

［用法］清水煎汤，去渣，加蜂蜜适量调味，根据小儿年龄酌情分服。

2. 虚热咳嗽方（《特效按摩加小方治病法》）

［组成］生鸭梨 1 只，川贝母粉 5g，冰糖 12g。

［功效］滋阴清热，润肺止咳。

［适应证］涕黄稠，发热，稍怕冷，微汗出，口渴，咽痛，苔薄黄，脉浮数。

［用法］梨去皮、核，加入川贝母粉、冰糖，放碗中隔水蒸熟，分 2～3 次服食。

四、发热

发热是由于致热原的作用使体温调定点上移而引起的调节性体温升高，中医分外感发热与内伤发热。

1. 银柴退热汤（《中国中医药报》贾六金验方）

［组成］柴胡 10g，黄芩 10g，金银花 10g，连翘 10g，板蓝根 10g，大青叶 10g，紫花地丁 10g，荆芥 10g，淡豆豉 10g，甘草 6g。

［功效］辛凉透表，清热解毒。

［适应证］外感发热，无汗或有汗不畅，咳嗽咽痛，或兼见胸闷脘痞，不欲饮食，甚或呕吐，舌尖红，苔薄白或薄黄，脉浮数。可用于西医学的上呼吸道感染。

[用法] 水煎服，每日 1 剂，分 2 次温服。

[辨证加减] 兼食滞者，加焦三仙、炒莱菔子、鸡内金；兼咽红赤肿者加山豆根、射干；兼里热者加石膏。

2. 五汁饮（《健儿按摩食疗方》）

[组成] 鲜芦根，去节鲜藕，梨子去皮，荸荠去皮，鲜麦冬适量。

[功效] 辛凉透表，清热生津。

[适应证] 患儿发热，伴有烦躁、口干舌燥、便秘。舌红少苔，脉洪大。

[用法] 上五味切碎取汁，冷饮或温服，不拘量。本品适用于发热烦渴者。另患儿在发热期或寒热初退时，应忌油腻、油炸食品及生冷、坚硬、不易消化的食物，饮食勿过量，辛辣、刺激性物品也应忌之。

3. 白木耳汤（《健儿按摩食疗方》）

[组成] 白木耳 10g，冰糖（白糖）6g。

[功效] 清热生津。

[适应证] 患儿平素低热，体温 37～38℃，伴有烦热，口干，无其他不适。

[用法] 将白木耳洗净后加水浸泡发透，白木耳与浸液倒入锅内加入冰糖，用小火慢炖，至木耳酥烂，长期服用。

4. 姜糖饮（《健儿按摩食疗方》）

[组成] 生姜 10g，红糖 6g。

[功效] 辛温解表。

[适应证] 患儿恶寒发热，头痛，周身困痛，无汗，舌淡苔白，脉浮紧。

[用法] 生姜切片煮沸，加入适量红糖，趁热顿服，有足够辣

味为度。

5. 西瓜番茄汁（《健儿按摩食疗方》）

［组成］西瓜瓤去子，番茄去皮、子。

［功效］清热生津，除烦利尿。

［适应证］患儿夏季持续发热，口渴，心烦，食欲不振，小便黄赤。舌红少苔，脉洪大。

［用法］西瓜瓤去子，番茄去皮、子，一起挤汁，代水随意饮用。

6. 荸荠石膏汤（《健儿按摩食疗方》）

［组成］鲜荸荠250g（去皮），生石膏30g，冰糖9g。

［功效］辛凉透表，清热除烦。

［适应证］患儿发热，伴有烦躁、口干舌燥、便秘。舌红少苔，脉细。

［用法］荸荠、石膏共煮半个小时，加入少许冰糖，随意吃荸荠喝汤，每日一剂。

7. 三豆汤（《健儿按摩食疗方》）

［组成］绿豆，黄豆，黑豆各等份。

［功效］清热解毒。

［适应证］患儿不明原因的高热、久热不退，舌红少苔，脉细，无其他不适。

［用法］以上三味水煎，取汁饮服，每日一剂，分两次服完。

五、肺炎喘嗽

肺炎喘嗽是因感受外邪，郁闭于肺而引起的常见疾病，以发热、咳嗽、气急、鼻扇、痰壅为主要临床表现。及时治疗，预后良好，年幼及体质较差小儿，患病之后，病情容易反复，迁延难愈。

三冬汤（《健儿按摩食疗方》）

[组成]冬瓜皮 15g，冬瓜子 15g，麦冬 15g。

[功效]清热宣肺开闭。

[适应证]患儿平素咳嗽，有痰，口干、咽痛，舌红少苔，脉细弱。

[用法]上方三味水煎服，日 1 剂，早晚温服。

六、哮喘

支气管哮喘是一种由多种细胞（如嗜酸性粒细胞、肥大细胞、中性粒细胞、T 淋巴细胞、气道上皮细胞等）和细胞组分参与的支气管反应性过度增高的疾病，以发作性伴哮鸣音的呼气性呼吸困难为主要临床特征。

中医认为，其发生因宿痰内伏于肺，由于复感外邪、饮食、情志、劳倦等诱因，诱动内伏之宿痰，致痰阻气道，肺不得宣，肺气上逆，发而为喘；久病之后或体质素弱，肾气虚损，气不归纳，诸气上浮而致喘。哮病的病位在肺，多为实证，其反复发作，易损伤脾、肾、心，则由实转虚，表现为肺、脾、肾、心等脏器的虚弱之候。肺虚气不化津，则易受外邪侵袭；脾虚运化失司，则积湿生痰；肾虚摄纳失常，则阳虚水泛为痰；心虚鼓脉无力，则易发生“喘脱”危候。

1. 小儿哮喘基本方（江育仁方）

[组成]炙麻黄 3～5g，熟地黄 10～15g，杏仁 10g，竹沥半夏 10g，款冬花 10g，射干 6g，炙细辛 2～5g，五味子 5g，炙甘草 5g。

[功效]宣肺平喘，温肾纳气。

[适应证] 咳嗽气促，喉间痰鸣，咳痰清稀色白，面色少华，遗尿或夜间尿多，小便澄清，舌淡，苔花剥，脉沉细无力。

[用法] 水煎服，每日 1 剂，早晚温服。

[按语] 本方为宣肺气、纳肾气之剂，适用于虚实夹杂引起的哮喘。

2. 验方（《健儿按摩食疗方》）

[组成] 豆腐 120g，生姜 15g，麻黄 6g。

[功效] 宣肺止咳平喘。

[适应证] 患儿平素咳嗽有痰，色白，遇冷则症状加重，甚则喘息气促，舌淡苔白，脉弦。

[用法] 上三味在砂锅内共煮 1 个小时，去渣后吃豆腐喝汤，或将豆腐与饴糖 60g，白萝卜汁 1 盅，共同煮沸，吃豆腐喝汤。

3. 小儿哮喘基本方（《刘弼臣用药心得十讲》）

[组成] 辛夷 10g，苍耳子 10g（打碎先煎），玄参 10g，板蓝根 10g，山豆根 5g，钩藤 10g（后下），地龙 10g，紫石英 15g，秦皮 10g。

[功效] 调肺平肝，温肾降气，化痰平喘。

[适应证] 哮喘发作期和缓解期均可应用。痰涎伏于肺，内风伏于肝，外风始受于肺。

[用法] 水煎服，每日 1 剂，早晚温服。

4. 王烈小儿止哮汤（《名老中医学术经验整理与继承》）

[组成] 苏子 15g，地龙 15g，前胡 15g，麻黄 5g，川芎 15g，射干 10g，黄芩 10g，苦参 5g，白藓皮 10g，刘寄奴 10g。

[功效] 止哮平喘，活血化瘀。

[适应证] 用于小儿哮喘发作期的热哮。包括小儿哮喘性支气管炎、支气管哮喘、毛细支气管炎等。症见咳嗽气促、喉间哮鸣

为著，甚则呼吸困难，喘憋，烦躁不得卧，双肺满布哮鸣音，咽红，舌红，苔黄，溲赤，便秘。

[用法] 两日1剂。水煎两次，煎出液总量约300mL(5岁量)，分6次温服，每日3次，每次50mL。

七、肺结核

肺结核是由部分结核分支杆菌引发的肺部感染性疾病。典型症状是咳嗽，咯血，潮热，盗汗，身体逐渐消瘦。

1. 验方(《健儿按摩食疗方》)

[组成] 芝麻250g，蜂蜜250g，核桃仁250g。

[功效] 养阴润肺。

[适应证] 患儿长期的干咳、咯血、潮热、盗汗，舌红苔少，脉滑。

[用法] 上三味共捣烂为丸，每丸6g，日服3次，每次1丸。

2. 验方(《健儿按摩食疗方》)

[组成] 核桃仁90g，柿饼90g。

[功效] 养阴润肺，清热降火。

[适应证] 患儿长期的干咳、咯血、潮热、盗汗，舌红苔少，脉滑。

[用法] 蒸熟后食用，每日3次分食，隔日1剂，连续服用。

3. 验方(《健儿按摩食疗方》)

[组成] 豆腐250g，鲜泽泻叶15g，冰糖20g。

[功效] 养阴润肺。

[适应证] 患儿长期的干咳、咯血、潮热、盗汗，舌红苔少，脉滑。

[用法] 上三味水煮，吃豆腐喝汤。

八、鹅口疮

鹅口疮是由真菌传染，在黏膜表面形成白色瓣膜的疾病，多见于新生儿、婴儿泄泻、营养不良或麻疹等病后期的口腔疾患之一。

1. 验方（《健儿按摩食疗方》）

[**组成**] 绿豆 30g，白糖 30g，茶叶 2g。

[**功效**] 清热解毒。

[**适应证**] 小儿口腔、舌上满布白屑，状如鹅口，食欲佳，大便调，舌红苔白厚。

[**用法**] 用开水浸泡，带水饮喂小儿，每日 3～5 次。治疗的同时平时应选用富有营养，易消化的食物，多食新鲜的蔬菜和水果，以增加维生素 B2 和维生素 C。患儿和乳母忌食辛热及酸辣刺激食物。

另外还应该注意保持婴幼儿口腔的清洁，每日晨起用纱布或薄布沾洁净温水清洗、擦拭口腔，要防止损伤口角黏膜。

2. 验方（《健儿按摩食疗方》）

[**组成**] 西瓜 500g，白糖 20g。

[**功效**] 清热解毒。

[**适应证**] 小儿口腔、舌上满布白屑，状如鹅口，食欲佳，大便调，舌红苔白厚。

[**用法**] 将西瓜瓤去籽，切成小条，暴晒至半干，加白糖少许食用。或西瓜皮 100g，水煎服，每日 2～3 次，连服 4～5 天。

3. 验方（《健儿按摩食疗方》）

[**组成**] 黄花菜 50g，蜂蜜 50g。

[**功效**] 清热解毒。

[适应证] 小儿口腔、舌上满布白屑，状如鹅口，食欲佳，大便调，舌红苔白厚。

[用法] 先用黄花菜煎汤半杯，再加蜂蜜调匀后服用，每日分3次服完，连服4～6天。

4. 验方（《健儿按摩食疗方》）

[组成] 莲子（去心）15g，党参6g，冰糖30g。

[功效] 清心泻热。

[适应证] 小儿口腔、舌上满布白屑，状如鹅口，食欲佳，大便调，舌红苔白厚。

[用法] 将莲子、党参放在小碗内泡发，加入冰糖，放锅内隔水蒸炖1小时，喝汤吃莲子，每日1剂，连服3～6剂。

九、口疮

口疮是由普通感冒、消化不良、精神紧张、郁闷不乐等情况引起的，好发于唇、颊、舌缘等，在黏膜的任何部位均能出现，但在角化完全的附着龈和硬腭则少见。

1. 验方（《健儿按摩食疗方》）

[组成] 蜂蜜3～5g，大青叶9g。

[功效] 清热解毒。

[适应证] 患儿口颊、舌边、上腭、齿龈等处发生溃疡，食欲减退，大便偏干，甚则伴有发热、烦躁、啼哭不安，或有呕吐腹泻，舌红苔黄，脉滑数。

[用法] 上两味共煎汤，放凉后含漱，每日数次，或蜂蜜10mL，加水80mL，摇匀，含漱，每日数次。治疗的同时，患儿应该多食新鲜的蔬菜和水果，保持大便通畅。严重口疮时，宜给予半流食或流质饮食，温服，不宜太热，还应忌食辛辣、油煎食

物，保持口腔清洁。

2. 验方（《健儿按摩食疗方》）

[**组成**] 小麦面粉 50g，冰片 5g。

[**功效**] 清热解毒。

[**适应证**] 患儿口颊、舌边、上腭、齿龈等处发生溃疡，食欲减退，大便偏干，甚则伴有发热、烦躁、啼哭不安，或有呕吐腹泻，舌红苔黄，脉滑数。

[**用法**] 将小麦面烧成灰，取灰 10g 与冰片混合，研成细末，用时将药粉吹患儿口疮处，每日 2～3 次。

3. 验方（《健儿按摩食疗方》）

[**组成**] 栗子适量。

[**功效**] 清热泻火。

[**适应证**] 患儿口颊、舌边、上腭、齿龈等处发生溃疡，食欲减退，大便偏干，甚则伴有发热、烦躁、啼哭不安，或有呕吐腹泻，舌红苔黄，脉滑数。

[**用法**] 栗子用水煮熟，每日给小儿喂食。

4. 验方（《健儿按摩食疗方》）

[**组成**] 西瓜皮、冰片、蜂蜜适量。

[**功效**] 清热泻火。

[**适应证**] 患儿口颊、舌边、上腭、齿龈等处发生溃疡，食欲减退，大便偏干，甚则伴有发热、烦躁、啼哭不安，或有呕吐腹泻，舌红苔黄，脉滑数。

[**用法**] 将西瓜皮晒干炒焦，加冰片少许研成细末，用蜂蜜调涂患处。

5. 验方（《健儿按摩食疗方》）

[**组成**] 绿豆 100g，生地黄 50g。

[功效]清热解毒，滋阴泻火。

[适应证]患儿口颊、舌边、上腭、齿龈等处发生溃疡，食欲减退，大便偏干，甚则伴有发热、烦躁、啼哭不安，或有呕吐腹泻，舌红苔黄，脉滑数。

[用法]上两味水煎服，每日1剂，早晚温服。

十、呕吐

呕吐是小儿常见的一种症状，可见于消化不良、急性胃炎、贲门痉挛、幽门痉挛、梗阻等病症。

中医认为，凡因为外感内伤导致胃气上逆，都能引起呕吐。临床上所见大致有三种类型：

寒吐：饮食稍多即吐，时作时止，吐物无臭味，面色苍白，四肢欠温，腹痛喜暖，大便溏薄，舌淡，苔薄白，指纹色红。

热吐：食入即吐，呕吐物酸臭，身热口渴，烦躁不安，大便臭秽或秘结，小便黄赤，唇舌红而干，苔黄腻，指纹色紫。

伤食吐：呕吐酸馊频繁，气臭秽，胸闷厌食，肚腹胀痛，大便酸臭，或溏或秘，苔厚腻，脉滑实。

1. 验方（《健儿按摩食疗方》）

[组成]陈皮1g，姜半夏1g，茯苓9g，麦冬4.5g，灯心0.5g。

[功效]和中止呕。

[适应证]食入即吐，呕吐物酸臭，身热口渴，烦躁不安，大便臭秽或秘结，小便黄赤，舌红而干，苔黄腻，指纹色紫。

[用法]上五味加水一碗，煎至半碗，1日分6次服完。

2. 验方（《健儿按摩食疗方》）

[组成]山楂3g，神曲3g，麦芽3g，陈皮1g。

[功效]消食导滞，和胃止呕。

[适应证] 呕吐酸馊频繁，口气臭秽，胸闷厌食，肚腹胀痛，大便酸臭，或溏或秘，苔厚腻，脉滑实。

[用法] 上四味加水一碗，煎至半碗，1日分6次服完。

3. 验方（《健儿按摩食疗方》）

[组成] 柿蒂6g，生姜3g，丁香5g。

[功效] 温中散寒止呕。

[适应证] 患儿平时体弱，不欲饮食，或食后不易消化，大便不调。舌红苔白，脉弱。

[用法] 上三味水煎服，每日1剂，分2次温服。

4. 验方（《健儿按摩食疗方》）

[组成] 葱白15g，人乳汁10g。

[功效] 疏风散寒止呕。

[适应证] 患儿因感受风寒引起鼻流清涕，呕吐，无酸腐气味，舌淡苔白，指纹淡红。

[用法] 葱白切碎放入小杯乳汁中，隔水蒸熟透，去葱白，数次喂服。另注意三点：①饮食定时定量，不宜过饱；②哺乳后可抱正身体，轻拍背部，使吸入空气得以排出；③对呕吐患儿，宜令侧卧，以防止呕吐时呛入气管。

5. 验方（《健儿按摩食疗方》）

[组成] 人乳汁10g，丁香10g，陈皮3g。

[功效] 温中散寒止呕。

[适应证] 患儿饮食稍多则呕吐，时作时止，面色白，倦怠乏力，喜暖恶寒，四肢不温，大便溏薄，舌质淡，脉弱。

[用法] 上三味水煎服，每日1剂，早晚温服。

6. 验方（《健儿按摩食疗方》）

[组成] 麦芽适量。

[功效] 消食导滞，和胃止呕。

[适应证] 患儿呕吐，吐出物酸腐臭秽，腹部扣出鼓声。舌红苔黄厚，指纹淡紫。

[用法] 水煎服，每日 1 剂，早晚温服。

7. 黄米汤（《健儿按摩食疗方》）

[组成] 黄米 50g。

[功效] 清热和胃止呕。

[适应证] 患儿夏季发热、呕吐，吐出物发热、酸臭，自觉身体疲软无力，食欲不佳。舌红苔黄，脉滑数。

[用法] 黄米炒黄，加水煮成稀粥，日 1 剂，分两次温服。

8. 柠檬膏（《健儿按摩食疗方》）

[组成] 鲜柠檬肉适量。

[功效] 清热和胃止呕。

[适应证] 患儿夏季发热、呕吐，吐出物酸臭，伴有腹泻，自觉身体疲软无力，食欲不佳。舌红苔黄，脉滑数。

[用法] 鲜柠檬肉切碎，以清洁纱布绞取汁液，先以大火，后以小火，煎熬成膏，装瓶备用，每次 10g，以沸水冲化饮用，每日 2 次。

9. 蜜饯萝卜（《健儿按摩食疗方》）

[组成] 鲜白萝卜 500g，蜂蜜 150g。

[功效] 消食和胃，行气止呕。

[适应证] 患儿因饮食不当，致食欲不佳，脘腹胀痛，大便秘结。舌红苔白厚，脉滑数。

[用法] 萝卜洗净后切丁，放入沸水立即捞出，挤干水，晾晒半日，再放入铝锅中，加入蜂蜜，以小火煮沸，调匀待冷食用。

10. 寒吐外熨方（《特效按摩加小方治病法》）

[组成] 紫苏梗 15g，生姜 10g，葱白 10g。

[功效] 温中散寒止呕。

[适应证] 饮食稍多即吐，时作时止，吐物无臭味，面色苍白，四肢欠温，腹痛喜暖，大便溏薄，舌淡，苔薄白，指纹色红。

[用法] 放铁锅中炒烫，用白酒 1 小杯喷渍，用两层纱布包裹，趁热敷中脘。

11. 热吐方（《特效按摩加小方治病法》）

[组成] 佩兰 9g，麦冬 12g。

[功效] 清热和胃止呕。

[适应证] 食入即吐，呕吐物酸臭，身热口渴，烦躁不安，大便臭秽或秘结，小便黄赤，唇舌红而干，苔黄腻，指纹色紫。

[用法] 清水煎，去渣，加少量糖，频频饮用。

12. 伤食呕吐方（《特效按摩加小方治病法》）

[组成] 白皮鲜萝卜 300g。

[功效] 消食导滞，和胃止呕。

[适应证] 呕吐酸馊频繁，气臭秽，胸闷厌食，肚腹胀痛，大便酸臭，或溏或秘，苔厚腻，脉滑实。

[用法] 洗净，连皮切片，用清水煮烂，加生姜汁 2～3 滴，以食糖调味，酌情食用。

十一、腹痛

腹痛为小儿常见的一种症状，牵涉的范围很广，这里是指非外科急腹症所引起的腹痛。主要由于腹部受凉，寒邪结于肠间；或由于乳食停滞，气机不通；或由于虫积腹中，扰乱气血引起的三种腹痛类型。

寒痛：腹痛紧急，哭闹不安，常在受寒凉或饮食生冷后发生，遇冷加剧，得热较舒，面色青白，舌苔白滑，指纹色红。

伤食腹痛：腹部胀满，疼痛拒按，厌食嗳腐，恶心呕吐，腹泻或便秘，舌苔厚腻，脉滑。

虫痛：腹痛突然发作，脐周围较甚，时发时止，口喜吐涎或清水。

1. 寒痛敷脐方（《特效按摩加小方治病法》）

[组成] 炒吴萸 2g，上肉桂 1.5g，小茴香 1g。

[功效] 温中散寒，理气止痛。

[适应证] 腹痛紧急，哭闹不安，常在受寒凉或饮食生冷后发生，遇冷加剧，得热较舒，面色青白，舌苔白滑，指纹色红。

[用法] 上药研为细末，取适量填敷肚脐中，外用伤湿止痛膏封固 8～10 小时后，去掉脐上膏药和药粉。如小儿脐部出现红疹，立即停用。

2. 肠寄生虫腹痛方（《特效按摩加小方治病法》）

[组成] 苦楝根皮 10g，槟榔 7g。

[功效] 祛蛔杀虫止痛。

[适应证] 腹痛突然发作，脐周围较甚，时发时止，口喜吐涎或清水。

[用法] 清水煎，去渣，加适量的糖，晨起空腹顿服，连服 2 天，此为 6 岁小儿量，在应用时，还应按小儿年龄酌情增减。

3. 食积腹痛方（《特效按摩加小方治病法》）

[组成] 炒六神曲 20g，炒山楂 20g，炙鸡内金 12g。

[功效] 消食导滞，理气止痛。

[适应证] 腹部胀满，疼痛拒按，厌食嗳腐，恶心呕吐，腹泻

或便秘，舌苔厚腻，脉滑。

[用法] 烘干，研为细末，6 岁的小儿每服 3g，蜂蜜调下，每日 2 次，其余小儿应据年龄增减用量。

4. 验方（《健儿按摩食疗方》）

[组成] 生姜 9g，焦山楂 9g，红糖 30g。

[功效] 消食导滞，理气止痛。

[适应证] 患儿因饮食不当引起食欲不振，脘腹胀满疼痛拒按，泻后痛减，或大便秘结，舌红苔厚，脉滑数。

[用法] 生姜与焦山楂共煎，取汁加入红糖，顿服。

5. 验方（《健儿按摩食疗方》）

[组成] 小蒜连叶 7g，盐 3g，醋 3g。

[功效] 理气止痛。

[适应证] 患儿腹痛，痛处移动不定，脘腹胀满疼痛，时作时止，得嗳气则舒，遇忧思则剧，舌红苔厚，脉弦细。

[用法] 小蒜加盐、醋煮熟，痛时顿服。

6. 验方（《健儿按摩食疗方》）

[组成] 橘络 3g，生姜 6g，红糖 6g。

[功效] 温中和胃，理气止痛。

[适应证] 患儿脘腹疼痛，痛处固定，刺痛感，遇冷痛甚，得温痛减，形寒肢冷，小便清长，大便清稀或秘结，舌淡苔白，脉弦紧。

[用法] 橘络、生姜水煎服，加入适量红糖服用。

7. 姜椒羊肉汤（《健儿按摩食疗方》）

[组成] 生姜 9g，花椒 15g，茴香 15g，羊肉 250g。

[功效] 温中散寒，理气止痛。

[适应证] 患儿脘腹疼痛，痛处固定，刺痛感，遇冷痛甚，得温痛减，形寒肢冷，小便清长，大便清稀或秘结，舌淡苔白，脉弦紧。

[用法] 上四味煮熟，吃肉喝汤。

8. 萝卜汤（《健儿按摩食疗方》）

[组成] 大萝卜 200g，大米 100g。

[功效] 温中和胃，行气止痛。

[适应证] 患儿因饮食不当引起患儿腹痛，痛处移动不定，脘腹胀满疼痛拒按，痛而欲泻，泻后痛减，或大便秘结。舌红苔厚，脉弦细。

[用法] 大萝卜煮熟绞取汁，加米煮粥食用。

9. 橘皮粥（《健儿按摩食疗方》）

[组成] 橘皮 20g，大米 100g。

[功效] 温中和胃，行气止痛。

[适应证] 患儿腹痛，痛处移动不定，脘腹胀满疼痛，时作时止，得嗳气则舒，遇忧思则剧，舌红苔厚，脉弦细。

[用法] 橘皮切碎，加入米共煮成粥，食用。

10. 茴香粥（《健儿按摩食疗方》）

[组成] 嫩茴香 15g，香菜 9g，大米 30g。

[功效] 温中散寒，行气止痛。

[适应证] 患儿脘腹疼痛，痛处固定，刺痛感，遇冷痛甚，得温痛减，形寒肢冷，小便清长，大便清稀或秘结，舌淡苔白，脉弦紧。

[用法] 将大米煮成粥，临食加入茴香、香菜，食用。

十二、腹泻

婴幼儿腹泻，是指粪便溏薄，甚至稀如水样，大便次数增多。此病大多发生在夏秋季节，中医认为，婴幼儿腹泻最易耗伤气血，如不及时治疗，迁延日久可影响小儿的营养、生长和发育。按其临床特点，可分为三种类型：

寒湿泻：大便清稀多沫，色淡不臭，肠鸣腹痛，面色㿠白，口不渴，小便清长，苔白腻，脉濡，指纹色红。

湿热泻：腹痛而泻，急迫下泄，色黄热臭，身有微热，口渴，尿少色黄，苔黄腻，脉滑数，指纹色紫。

伤食泻：腹痛胀满，泻前哭闹，泻后痛减，大便量多、酸臭，口臭，不思饮食，或伴呕吐，苔厚或垢腻，脉滑。

1. 胡萝卜汤（《健儿按摩食疗方》）

[**组成**] 鲜胡萝卜 40g。

[**功效**] 运脾止泻。

[**适应证**] 患儿无明显诱因出现的大便次数增多，质地稀薄，舌红苔白。

[**用法**] 每个胡萝卜切成 2 片，剔除中间白心，切成丝或小块，放入锅内，加水煮烂，用纱布挤压过滤，去掉纤维等残渣，将挤出的泥状物加水或米汤，放入糖再煮沸即可。装入奶瓶供婴儿食用。

使用方法：轻度腹泻，可在两餐之间喂萝卜汤，每日 3～4 次，每次 100～150mL，根据年龄适当增减；中度腹泻，胡萝卜汤与奶交叉食用，量同平时的奶量；重度腹泻，患儿应在 1～2 日内停食任何食物，全部用胡萝卜汤代替，同时配合药物治疗。一般轻度到中度腹泻的患儿，食用胡萝卜汤 2～3 天就能见效。停止腹泻后应该减少胡萝卜的用量。

2. 荠菜汤（《健儿按摩食疗方》）

[**组成**] 鲜荠菜 50g。

[**功效**] 消食导滞，运脾止泻。

[**适应证**] 患儿因饮食不当引起的大便次数增多，质地稀薄，小便浑浊，食欲不振，脘腹胀满。舌红苔黄，脉滑数。

[**用法**] 荠菜洗净切碎，水煎取汁，每日 1 剂，分 2～3 次服。

3. 寒湿泻填脐方（《特效按摩加小方治病法》）

[**组成**] 鲜生姜 6g，鲜葱白 15g，面粉 15g。

[**功效**] 疏风解表，化湿止泻。

[**适应证**] 大便清稀多沫，色淡不臭，肠鸣腹痛，面色㿠白，口不渴，小便清长，苔白腻，脉濡，指纹色红。

[**用法**] 前二味捣烂，加数滴凉水，和入面粉，做成饼，敷肚脐上，外盖消毒纱布，每日 1 换。

[**按语**] 本方适用于寒湿泻。

4. 湿热腹泻方（《特效按摩加小方治病法》）

[**组成**] 红枣（去核）40g，大黄粉 10g。

[**功效**] 清热利湿止泻。

[**适应证**] 腹痛而泻，急迫下泄，色黄热臭，身有微热，口渴，尿少色黄，苔黄腻，脉滑数，指纹色紫。

[**用法**] 红枣包裹大黄粉，放瓦上煅炭，研细粉。3 岁以下小儿，每用 0.5g，以糖水调服，每日 3 次。

5. 伤食泻方（《特效按摩加小方治病法》）

[**组成**] 大苹果 100g，食糖 20g。

[**功效**] 消食化积，运脾止泻。

[**适应证**] 腹痛胀满，泻前哭闹，泻后痛减，大便量多、酸臭，口臭，不思饮食，或伴呕吐，苔厚或垢腻，脉滑。

[用法]苹果放碗中，置锅中蒸烂，加食糖调如泥。频频喂食。

6. 扁豆花汤（《健儿按摩食疗方》）

[组成]鲜扁豆花 50g，白糖 20g。

[功效]运脾化湿止泻。

[适应证]患儿夏季大便溏泄，次数增多，小便短少，食欲不振。舌红苔白滑，脉滑数。

[用法]鲜扁豆加水煮开约 10 分钟，加入白糖，每日分 3 次温服。

7. 扁豆薏米粥（《健儿按摩食疗方》）

[组成]白扁豆 50g，薏苡仁 50g，粳米 50g。

[功效]运脾化湿止泻。

[适应证]患儿夏季大便溏泄，次数增多，甚则有脓血，小便短少，食欲不振，舌红苔白滑，脉滑数。

[用法]三味一起煮粥，至豆熟米烂而成稀粥，每日分 3 次服食。

8. 验方（《健儿按摩食疗方》）

[组成]山药 90g，莲子 90g，麦芽 60g，茯苓 30g，大米 500g，白糖 20g。

[功效]运脾化湿止泻。

[适应证]患儿无明显原因引起的大便次数增多、质地稀薄，食欲不振，脘腹胀满疼痛。舌红苔白厚，脉滑数。

[用法]五味共磨细粉，每次用 50～100g，煮成糊状，调入白糖，每日 3 次。

9. 验方（《健儿按摩食疗方》）

[组成]栗子 50g。

[功效] 疏风散寒，化湿止泻。

[适应证] 患儿受寒后引起的大便次数增多，质地稀薄，甚则泻如水注。食欲不佳，或伴有呕吐症状。舌红苔白，脉弦。

[用法] 栗子炒熟（煨熟或煮熟均可），视年龄大小每次食用20～30粒。连续食用。

10. 验方（《健儿按摩食疗方》）

[组成] 石榴皮16g，红糖6g。

[功效] 固涩止泻。

[适应证] 患儿平素大便次数多，质地稀薄，食欲不佳或消化不良，舌红苔白，脉弱。

[用法] 石榴皮水煎后加红糖，每日3次，饭前服用；或石榴皮研末，每日早晨服6g，加红糖适量，米汤送服。

11. 验方（《健儿按摩食疗方》）

[组成] 干山药60g，熟糯米粉300g，白糖20g。

[功效] 固涩止泻。

[适应证] 大便时溏时泻，迁延反复，食少，食后脘腹不舒，稍进油腻食物，则大便次数多，面色萎黄，神疲倦怠，舌质淡，脉细弱。

[用法] 山药研细粉，加糯米粉和匀，每晨取4勺调入白糖，水煮成糊代早餐。

十三、便秘

小儿便秘，是指小儿不能按时排便，排便时间延长或便质坚硬干燥、难以排出的一种病症。一般分为虚秘、实秘两类，前者多由气血虚弱，津液不足所致，后者则多因燥结气滞而成。

实秘：大便干结，面赤身热，口臭唇赤，小便短赤，胸胁痞

满，纳食减少，腹部胀痛，舌苔黄燥，指纹色紫。

虚秘：面色苍白无华，形瘦乏力，便不坚或软，努挣难下，小便清长，腹中隐痛，四肢不温，舌淡苔薄，指纹色淡。

1. 验方（《健儿按摩食疗方》）

[**组成**] 菠菜250g，芝麻油20g，盐15g。

[**功效**] 润肠通便。

[**适应证**] 患儿平素大便秘结，数日一次，便时无力，食欲佳，舌红苔白，脉弱。

[**用法**] 菠菜连根洗净，开水煮3分钟，捞出去水，加入芝麻油、盐适量拌食。或用菠菜煮汤食用，每日3次。适用于无力型便秘。在食疗的同时，应多给患儿吃水果、蔬菜以增加水分和有机酸，多给含B族维生素的食品如豆类、粗粮等以增加肠道的紧张力。

2. 验方（《健儿按摩食疗方》）

[**组成**] 黑芝麻60g，甜杏仁15g，大米60g，白糖10g。

[**功效**] 润肠通便。

[**适应证**] 患儿平素大便秘结，数日一次，排便困难，食欲不佳，舌红苔黄，脉滑。

[**用法**] 将黑芝麻、甜杏仁、大米用水浸泡后，取出共捣成糊状，煮熟后加白糖，每日3次服用。

3. 验方（《健儿按摩食疗方》）

[**组成**] 南瓜子，松子仁，黑芝麻，花生仁，白糖各15g。

[**功效**] 润肠通便。

[**适应证**] 患儿平素大便干，数日一次，排便困难，食欲不佳，舌红苔厚，脉滑数。

[**用法**] 南瓜子和松子仁去壳，黑芝麻和花生仁炒香，一起研

细，加入适量白糖，每次1勺，数日1次，温开水服用。

4. 红薯粥（《健儿按摩食疗方》）

[组成]新鲜红薯500g，粳米200g，白糖20g。

[功效]润肠通便。

[适应证]患儿平素大便干结，便时不畅，数日一次，食欲不佳。舌红苔厚，脉滑数。

[用法]红薯洗净切块，与粳米一起煮粥，至薯烂粥熟，加入白糖，早晚温热服食。

5. 小儿大便实秘方（《特效按摩加小方治病法》）

[组成]银耳15g（切碎）。

[功效]清热消积通腑。

[适应证]实秘。大便干结，面赤身热，口臭唇赤，小便短赤，胸胁痞满，纳食减少，腹部胀痛，舌苔黄燥，指纹色紫。

[用法]放清水煨4～6分钟（勿煨烂），加适量白糖，于每晚间一次服下。

6. 小儿大便虚秘方（《特效按摩加小方治病法》）

[组成]核桃肉200g，黑芝麻300g。

[功效]补益气血，润肠通便。

[适应证]面色苍白无华，形瘦乏力，便不坚或软，努挣难下，小便清长，腹中隐痛，四肢不温，舌淡苔薄，指纹色淡。

[用法]将上二药略炒至出香味，研为细末，每晚用10g，以蜂蜜1匙调服。

十四、痢疾

痢疾是小儿夏秋季较为常见的一种肠道传染病，以腹痛、腹泻、里急后重、便下赤白为主要症状。中医认为本病是感受暑湿或寒湿之邪所致。

根据症状特点，大致分为湿热痢、寒湿痢两种类型。

湿热痢：腹痛剧烈，便下赤白，里急后重，便时患儿哭闹不安，肛门灼热，壮热烦渴，舌赤唇干，甚则惊厥，小便短赤，苔薄黄腻，指纹深紫。

寒湿痢：腹痛隐隐，便下白色粘连，白多红少，食少神疲，畏寒腹胀，苔白腻，指纹色红。

1. 马齿苋粥（《健儿按摩食疗方》）

[**组成**] 鲜马齿苋 50g（干者 25g），粳米 50g，红糖 20g。

[**功效**] 清热解毒，清肠化湿。

[**适应证**] 患儿因食不洁食物引发的突发性的大便次数多而量少，里急后重，腹痛难忍，大便脓血，脓多血少，舌红苔少，脉滑数。

[**用法**] 马齿苋切碎后与粳米一起煮粥，每日早晚 2 次温热服食。发病初期应给予清淡流质饮食如浓米汤、稀藕粉、浓果汁、软面汤等。采取少量多餐的办法。在维持最低营养需要的同时，主要补充水分，可适量喝些盐开水。应禁食牛奶、豆浆、鸡蛋、菜泥等难消化的食物，以免引起胀气和腹泻。另患病期间要限制甜食、豆类食品、鲜牛奶以及汽水等食物，以防止肠道膨胀，病情加重，充分休息也很重要。

预防：讲究卫生，不喝生水，不吃未经清洗、消毒的生菜、瓜果，饭前便后洗手。痢疾流行期间多吃醋、蒜有预防作用。

2. 马齿苋汁（《健儿按摩食疗方》）

[**组成**] 鲜马齿苋 50g（干者 25g），蜂蜜 30g。

[**功效**] 清热解毒，清肠化湿。

[**适应证**] 患儿因食不洁食物引发的突发性的大便次数多而量

少，里急后重，腹痛难忍，大便脓血，脓多血少，舌红苔少，脉滑数。

[用法] 将马齿苋洗净切碎，取汁约30mL，与蜂蜜一起用开水冲服，每日早晚2次服用。

3. 凉拌马齿苋（《健儿按摩食疗方》）

[组成] 鲜马齿苋50g（干者25g），大蒜头及油、盐各15g。

[功效] 清热解毒，清肠化湿。

[适应证] 患儿突发性的大便次数多而量少，里急后重，腹痛难忍，大便脓血，脓多血少，舌红苔少，脉滑数。

[用法] 将马齿苋洗净切成段，放在开水里煮片刻即捞出，把大蒜去皮捣成蒜泥，与油、盐一起拌入马齿苋中，做菜食用。

4. 萝卜叶汤（《健儿按摩食疗方》）

[组成] 鲜嫩萝卜叶若干（干萝卜叶更好），白糖适量。

[功效] 清热解毒，清肠化湿。

[适应证] 患儿突发性的大便次数多而量少，里急后重，腹痛难忍，大便脓血，脓多血少，舌红苔少，脉滑数。

[用法] 洗净切碎，加水浓煎，取汤代茶饮；或将萝卜与叶一起煎汤，调入适量白糖饮用。

5. 丝瓜汁（《健儿按摩食疗方》）

[组成] 鲜丝瓜2条，红、白糖适量。

[功效] 清热解毒，清肠化湿。

[适应证] 患儿突发性的大便次数多而量少，里急后重，腹痛难忍，大便脓血，脓多血少，舌红苔少，脉滑数。

[用法] 将丝瓜切成条，用厚纸包裹，放入红火炭里煨熟，取出用清洁纱布包好绞取汁液，放入红、白糖调匀。每日1剂，分两次用开水冲服，连服3天。

6. **苦瓜汁**（《健儿按摩食疗方》）

[**组成**] 鲜苦瓜若干。

[**功效**] 清热解毒，清肠化湿。

[**适应证**] 患儿突发性的大便次数多而量少，里急后重，腹痛难忍，大便脓血，脓多血少，舌红苔少，脉滑数。

[**用法**] 将苦瓜洗净切碎，压绞取汁，每次用汁 30mL，日服 2 次。

7. **乌梅汤**（《健儿按摩食疗方》）

[**组成**] 乌梅 20g，红糖适量。

[**功效**] 收涩止痢。

[**适应证**] 患儿突发性的大便次数多而量少，里急后重，腹痛难忍，大便脓血，脓多血少，舌红苔少，脉滑数。

[**用法**] 乌梅水煎取汁，加入红糖化开，每日分 3 次服完，连服 3～5 天。

8. **苋菜粥**（《健儿按摩食疗方》）

[**组成**] 鲜苋菜 100g，粳米 100g，盐 12g。

[**功效**] 清热凉血，清肠化湿。

[**适应证**] 患儿突发性的大便次数多而量少，里急后重，腹痛难忍，大便脓血，脓多血少，伴有咽红、咽痛，舌红苔黄厚，脉滑数。

[**用法**] 将苋菜洗净切碎后与粳米一起煮成稀粥，加盐，每日早晚温热服用。

9. **湿热痢方**（《特效按摩加小方治病法》）

[**组成**] 地锦草 60g，食盐、食糖适量。

[**功效**] 清热解毒，清肠化湿。

[**适应证**] 腹痛剧烈，便下赤白，里急后重，便时患儿哭闹不

安，肛门灼热，壮热烦渴，舌赤唇干，甚则惊厥，小便短赤，苔薄黄腻，指纹深紫。

[用法] 地锦草煎汤，去渣。加适量盐、糖，分 3～4 次服。此为 6 岁小儿 1 日用量。

10. 寒湿痢方（《特效按摩加小方治病法》）

[组成] 马齿苋 30g，苏梗 15g，藿香 10g。

[功效] 温中燥湿，调和气血。

[适应证] 腹痛隐隐，便下白色粘连，白多红少，食少神疲，畏寒腹胀，苔白腻，指纹色红。

[用法] 清水煎，去渣。加适量盐、糖，分 3～4 次服。此为 6 岁小儿 1 日用量。

十五、厌食

厌食是指个体长期食欲减退或食欲缺乏为主的症状。

1. 验方（《健儿按摩食疗方》）

[组成] 生姜若干，醋适量。

[功效] 温补脾胃。

[适应证] 患儿平素食欲不佳，不易消化，伴有腹部胀满疼痛，着凉后症状加重，甚则有泄泻，舌红苔白，脉细弱。

[用法] 生姜洗净切片，用醋浸泡一昼夜，醋量以浸没生姜片为度，用时取三片生姜，加入适量红糖，以沸水冲泡，代茶饮。

2. 验方（《健儿按摩食疗方》）

[组成] 生山楂肉 30～60g。

[功效] 消食运脾开胃。

[适应证] 患儿平素食欲不佳，不易消化，时伴有腹部胀满，舌红苔厚，脉滑。

[**用法**] 山楂水煎取汁，日分 3 次服用，5 岁以上儿童，可以连山楂肉同食。

3. 验方（《健儿按摩食疗方》）

[**组成**] 山楂 30g，粳米 50g，砂糖 10g。

[**功效**] 消食运脾开胃。

[**适应证**] 患儿平素食欲不佳，不易消化，时伴有腹部胀满，舌红苔厚，脉滑。

[**用法**] 先将山楂入锅内煎取浓汁，去渣，然后加入粳米，砂糖煮成粥，每日 2 次服用，连服 6 ~ 7 天，不宜空腹食用。

4. 和胃消食汤（《名老中医学术经验整理与继承》）

[**组成**] 连翘 12g，神曲 16g，麦芽 16g，山楂 20g，茯苓 12g，陈皮 12g，川厚朴 12g，砂仁 5g（后下），鸡内金 10g。

[**功效**] 消食和胃。

[**适应证**] 小儿厌食，脘腹痞满、胀痛，纳呆，嗳腐吞酸，恶心呕逆，睡卧不宁，大便干结，或便下酸臭，舌苔厚腻。

[**用法**] 水煎服，每日 1 剂，早晚温服。待饮食增加，舌苔变薄，即可 2 日 1 剂，直至病愈而停药。若脾胃虚弱，胃阴不足者酌加石斛、扁豆、元参、太子参，不要用黄芪、人参补之过急，令其中满，反受其害。故治厌食应以运脾消食为主，切不可妄补，以免变生他证。

5. 小儿厌食方（《名老中医学术经验整理与继承》）

[**组成**] 太子参 15g，炒扁豆 10g，淮山药 15gg，法半夏 12g，陈皮 10g，云苓 15g，炒苡仁 15g，炒神曲 10g，炒麦芽 10g，石斛 10g，枳实 3g。

[**功效**] 健脾开胃助运。

[**适应证**] 小儿厌食，拒食，消化不良，慢性咳嗽，大便粗糙

或夹不消化残渣，大便不成形。

[用法] 水煎服，每日 1 剂，1 剂两煎，头煎加水 500mL 煎至 100mL；二煎加水 300mL 煎至 50mL。分 3 次服，连服 3 剂。小儿厌食，治疗需脾胃兼顾，不温不燥不滋，此方健脾养胃、助运、脾胃兼顾，燥湿不伤阴，健脾而不碍脾运。寓消于补，攻补并施，故临床效佳。

十六、积滞

积滞，西医称之为"消化功能紊乱症"。本病主要以不思乳食，食而不化，脘腹胀满，嗳气酸腐，大便溏薄或秘结酸臭为临床表现，一般有伤乳、伤食史。四季皆可发病，尤以夏令暑湿季节为多。以消食化积、行气导滞为基本治疗原则。

1. 山楂麦芽汤（《健儿按摩食疗方》）

[组成] 生山楂 10g，炒麦芽 10g。

[适应证] 患儿平素不思饮食，不易消化，易食积，大便不畅。舌红苔厚，脉弱。

[用法] 上两味水煎服，每日 1 剂，早晚温服。

2. 苹果粥（《健儿按摩食疗方》）

[组成] 鲜苹果 500g，粳米 100g，白糖 100g。

[功效] 消食化积。

[适应证] 患儿因饮食过多引起腹部胀满疼痛，食欲减退，大便干，舌红苔厚，脉滑数。

[用法] 苹果切块，与粳米一起煮成稀粥，调入白糖，经常服用。患儿应控制饮食，适当给予粥食，粥能开胃，促进胃肠功能的吸收能力慢慢恢复。另患儿还应当适当运动，可以促进胃肠消化。除此之外还应该注意纠正不良的饮食习惯。

3. 荸荠粥（《健儿按摩食疗方》）

[组成] 荸荠 50g，粳米 100g，白糖 12g。

[功效] 消食化积。

[适应证] 患儿因饮食过多引起腹部胀满疼痛，食欲减退，大便不畅，舌红苔厚，脉滑数。

[用法] 荸荠去皮后切成片，取约 100g 与粳米一起煮成稀粥，温热服食，每日 2～3 次。

4. 萝卜粥（《健儿按摩食疗方》）

[组成] 白萝卜若干，粳米 100g。

[功效] 消食化积，行气导滞。

[适应证] 患儿因饮食过多引起腹部胀满不舒，食欲减退，大便不畅，舌红苔厚，脉滑数。

[用法] 萝卜洗净切碎，捣取汁，每次取汁 100mL，与粳米一起煮成稀粥，每日早晚温热服食。

5. 山楂粥（《健儿按摩食疗方》）

[组成] 鲜山楂 100g，白糖 10g，粳米 50g。

[功效] 消食化积。

[适应证] 患儿平素食欲不振，不易消化，体重偏低，大便不畅，舌红苔白，脉弱。

[用法] 先将粳米煮成稀粥，粥将成时加入白糖与山楂，再稍煮即成，可作主食经常食用。

6. 消食饼（《健儿按摩食疗方》）

[组成] 鸡内金 15g，干面粉 100g，芝麻、白糖适量。

[功效] 消食化积。

[适应证] 患儿平素食欲不振，不易消化，大便数日一次，质地偏干，舌红苔厚，脉弱。

[用法]将鸡内金放在瓦片上焙干，放入干面粉和匀，做成薄饼，掺入芝麻或白糖，烙熟后切成小块，继续用小火烘干后，贮存食用。或直接取鸡内金末1.5g，调入白糖，开水冲服，每日3次。

7. 胡萝卜汤（《健儿按摩食疗方》）

[组成]胡萝卜250g，盐12g。

[功效]消食化积。

[适应证]患儿平素食欲不振，不易消化，易食积，食后腹胀，大便不畅，舌红苔厚，脉弱。

[用法]胡萝卜洗净切块，加入适量的盐，水煮至熟烂，去渣取汁，每日分3次服完。

8. 焦米汤（《健儿按摩食疗方》）

[组成]米粉、红糖适量。

[功效]消食化积。

[适应证]患儿平素食欲不振，不易消化，食后腹胀，伴有便秘，舌红苔薄白，脉滑。

[用法]米粉炒黄，加水煮成糊状，再加适量红糖食用。

[按语]适用于小儿消化不良，食后腹泻。

十七、疳积

疳积，多因小儿饮食失调、喂养不当、脾胃虚弱、消化不良所致，是一种慢性消化功能紊乱综合征。患儿大都身体瘦弱，毛发枯焦，发育迟缓，神疲乏力。本病患者由于抵抗力极度减低，常有各种并发症，如感冒、低血色素性贫血、多种维生素缺乏症等，故宜及时尽早治疗。

1. 鸡内金面饼（《健儿按摩食疗方》）

[**组成**] 鸡内金 90g，白面 250g，白糖适量。

[**功效**] 消食化积，和脾健运。

[**适应证**] 患儿体重明显低于同龄儿童，平素易消化不良，面黄肌瘦，饮食减少，肚腹胀大，甚则有低热，舌红苔厚，脉弱。

[**用法**] 将鸡内金炒黄，研成细面，与白面和白糖和在一起，烙成薄饼，作点心服食。本品适用于小儿疳积以及小儿消化不良。另患儿宜服用既有营养价值又易消化的食物，少食多餐，忌油腻、生硬食品。

2. 青蛙米粥（《健儿按摩食疗方》）

[**组成**] 青蛙 2～3 只，粳米 50g，油、盐适量。

[**功效**] 消积健脾。

[**适应证**] 患儿体重明显低于同龄儿童，皮肤干燥，头发枯黄，喜食生米、泥沙等异物，舌红苔瘦，脉弱。

[**用法**] 将青蛙除去头及内脏，洗净，与粳米一起加水煮，至青蛙熟烂粥稠，加入油、盐，每日 2 次温热服食。

3. 消疳除积方（《特效按摩加小方治病法》）

[**组成**] 红枣 20 枚，千金子 10g。

[**功效**] 消积健脾。

[**适应证**] 患儿体重明显低于同龄儿童，平素易消化不良，面黄肌瘦，饮食减少，肚腹胀大，毛发枯焦，发育迟缓，神疲乏力。

[**用法**] 每只红枣中包千金子 0.5g，用棉线扎牢。再将 20 板红枣包在几层荷叶中，外用泥巴封固，放在柴火中烧，烧至泥巴焦裂，枣子成炭。然后去泥巴，把枣子研成粉，分成 20 包。5 岁小儿每次 1 包，红糖调服，每日 2 次。

4. 健脾消疳方（《特效按摩加小方治病法》）

[**组成**] 蝼蛄 6g，鸡蛋 1 个。

[**功效**] 消积健脾除疳。

[**适应证**] 患儿体重明显低于同龄儿童，平素易消化不良，面黄肌瘦，饮食减少，肚腹胀大，毛发枯焦，发育迟缓，神疲乏力。

[**用法**] 将鸡蛋打一小孔，放入蝼蛄，去蛋壳，食蛋及蝼蛄，每日食 1 ~ 2 个蛋。

十八、贫血

贫血是指单位容积循环血液内的血红蛋白量、红细胞数和红细胞压积低于正常的病理状态。

1. 三合粥（《健儿按摩食疗方》）

[**组成**] 黑豆 30g，红枣 30g，糯米 100g，红糖 12g。

[**功效**] 健脾益气补血。

[**适应证**] 本品适用于营养性贫血。患儿皮肤、黏膜、指甲苍白或萎黄，食欲不振，大便难，舌淡苔白，脉弱。

[**用法**] 三味加红糖适量，煮粥，每 2 日服食。营养性贫血主要由于缺乏铁、蛋白质、叶酸、维生素 B12、维生素 C 等。故在治疗的时候应服用足够的造血原料，多食铁、蛋白质、维生素 C 等食物。

2. 八味粥（《健儿按摩食疗方》）

[**组成**] 薏苡仁 50g，赤小豆 30g，芡实米 20g，白扁豆 20g，莲子 20g，生山药 30g，大枣 10 枚，糯米 300g。

[**功效**] 补益气血，养心安神。

[**适应证**] 患儿皮肤、黏膜、指甲苍白或萎黄，食欲不振，大

便难。舌淡苔白，脉弱。

[**用法**] 先将薏苡仁、赤小豆、芡实米、白扁豆放入锅内加水煮烂，然后放入后四味（生山药去皮后切成小块）一同煮烂，每日早晚服食。

3. 红豆粥（《健儿按摩食疗方》）

[**组成**] 红豆 100g，红枣 50g，红糖适量。

[**功效**] 益气补血。

[**适应证**] 患儿皮肤、黏膜、指甲苍白或萎黄，食欲不振，大便难。舌淡苔白，脉弱。

[**用法**] 红豆、红枣、红糖一起煮成稀粥，每日 2 次服食，1 个月为 1 个疗程。

4. 龙眼莲子粥（《健儿按摩食疗方》）

[**组成**] 龙眼肉 5g，莲子肉 10g，糯米 100g。

[**功效**] 健脾益气补血。

[**适应证**] 患儿皮肤、黏膜、指甲苍白或萎黄，食欲不振，大便难。舌淡苔白，脉弱。

[**用法**] 共煮成粥，做早餐长期服用。

5. 菠菜粥（《健儿按摩食疗方》）

[**组成**] 新鲜菠菜连根 100g，粳米 100g。

[**功效**] 益气补血。

[**适应证**] 乏力、易倦、头晕、头痛、眼花、心悸、气短、纳差，伴有烦躁易怒，注意力不集中，异食癖。

[**用法**] 菠菜洗净后用手撕开，与粳米一起煮粥，至米烂粥稠，每日早餐时顿服。适用于缺铁性贫血。治疗的同时患儿多食用含铁质丰富的动物肝脏和内脏、黑木耳、海带等。

6. 花生米粉（《健儿按摩食疗方》）

[**组成**] 花生米（带红皮）50g。

[**功效**] 益气补血。

[**适应证**] 本品适用于小儿营养性贫血，小儿紫癜（皮下出血）、尿出血。患儿皮肤、黏膜、指甲苍白或萎黄，食欲不振，大便难，舌淡苔白，脉弱。或患儿双下肢皮肤有出血点，不高出皮肤，尿潜血阳性，蛋白阳性。

[**用法**] 花生米研成粉末，用开水冲服，每次5g，每日2次，长期服用。

7. 花生大枣糊（《健儿按摩食疗方》）

[**组成**] 花生米500g，大枣300g。

[**功效**] 健脾益气补血。

[**适应证**] 患儿皮肤、黏膜、指甲苍白或萎黄，食欲不振，大便难。舌淡苔白，脉弱。或患儿双下肢皮肤有出血点，不高出皮肤。

[**用法**] 将大枣煮熟，去核取肉，与花生米一起捣成糊状，每次服用5g，每日4次，用枣汤或开水送服。

十九、小儿流涎

小儿流涎也就是流口水，是指口中唾液不自觉从口中流溢出的一种病症。

1. 验方（《健儿按摩食疗方》）

[**组成**] 生姜6g，神曲10g，食糖6g。

[**功效**] 健脾益气，除湿止涎。

[**适应证**] 患儿口角流涎，色清质冷，口唇色淡，面色无华，四肢欠温。大便溏薄，小便清。舌质淡白，舌苔薄白，指纹

淡红。

[**用法**] 上三味加水稍煮，取汁代茶频频饮服，或每日 2～3 次。本症多由脾胃虚寒或捏弄小儿颈部所致，饮食以健脾益气、温补脾胃为主，宜采用健脾益气的食物，如糯米、黄花菜等，同时应选用健脾益气的中药，如党参、白术、山药、大枣等。

2. 验方（《健儿按摩食疗方》）

[**组成**] 大枣 5 枚，陈皮 5g，竹叶 7g。

[**功效**] 清热行气止涎。

[**适应证**] 本方适用于热证引起的小儿流涎。小儿口角流涎，质黏有味。面唇红赤，烦躁不安。舌红，苔薄黄，指纹紫滞。

[**用法**] 水煎服，每日 1 剂，分 2 次服完，连服 3～5 剂。

二十、夜啼

夜啼，多见于 6 个月以内的婴儿，民间俗称“夜啼郎”。是指小儿每到夜间便间歇啼哭，或持续啼哭，甚至通宵达旦。多由于脾虚、心热、惊吓、食积等引起。常见以下四型：

脾寒：由于先天不足，后天失调，脏腑受寒，寒邪潜于脾，以致腹痛而啼。

心热：因胎中受热结于心脾，或邪热上乘于心，心火太盛，内热烦躁，不得安寐。

惊吓：暴受惊恐，神志散乱，心志不宁，神不守舍，惊惕不安。

食积：乳食积滞，胃脘胀痛，夜卧不安。

1. 酸枣仁汤（《健儿按摩食疗方》）

[**组成**] 酸枣仁 6g，白糖 3g。

[**功效**] 宁心安神。

[**适应证**] 适用于小儿睡眠不安及夜啼。患儿睡眠不安，易惊醒哭泣，食欲佳，大便调。

[**用法**] 将酸枣仁加水煮半个小时，取汁加入白糖，临睡前半小时1次饮服。同时应该忌食辛辣厚味、不易消化的食物，注意饮食卫生。对于由于过敏性反应而导致夜啼的患儿，应避免食用能引起过敏反应的食物。

2. 验方（《健儿按摩食疗方》）

[**组成**] 鲜百合60g，蜂蜜10g。

[**功效**] 养阴安神。

[**适应证**] 患儿夜间啼哭，时哭时止，哭声低微，口唇色淡，面色无华，大便溏薄，小便色清，舌质淡白，苔薄白，指纹淡红。

[**用法**] 百合和蜂蜜一起蒸熟，临睡前服用。

3. 验方（《健儿按摩食疗方》）

[**组成**] 莲肉、百合各15g，白砂糖6g。

[**功效**] 养阴除烦，清心安神。

[**适应证**] 本方适用于心热引起的夜啼。患儿夜睡不宁，醒则啼哭，并见面赤唇红，口中气热，心烦不安，小便量少色黄，大便干结。

[**用法**] 将莲肉和百合炖熟成糊状，加入白砂糖食用，每日1～2次。

4. 验方（《健儿按摩食疗方》）

[**组成**] 莲肉桂圆12g，红枣9g，糯米100g，糖6g。

[**功效**] 温脾安神。

[**适应证**] 患儿睡眠不安，胆小易惊醒，醒则啼哭，食欲佳，大便调。

[用法] 上述材料加水适量煮成粥，调入糖服用每日 1～2 次。

5. 钩藤蝉衣汤（《特效按摩加小方治病法》）

[组成] 钩藤 2～4g，蝉衣 1～3g。

[功效] 镇惊安神。

[适应证] 暴受惊恐，神志散乱，心志不宁，神不守舍，惊惕不安。

[用法] 清水煎，去渣，频频喂服。

6. 牵牛粉填脐（《特效按摩加小方治病法》）

[组成] 黑牵牛子 15g。

[功效] 清心除烦止啼。

[适应证] 心火太盛，内热烦躁，不得安寐。

[用法] 研为细粉，每用少许，水调填脐中，每日 1 换。

二十一、自汗与盗汗

自汗是指不因劳累活动、不因天热、穿衣过暖及服用发散药物等因素而自然汗出的表现。盗汗是指入睡后出汗，醒来后汗液自干的一种症状。

1. 验方（《健儿按摩食疗方》）

[组成] 浮小麦 30g，红枣 24g，龙眼肉 15g。

[功效] 益气固表止汗。

[适应证] 患儿平素身体虚弱，时常无明显诱因出现全身或局部汗多，甚至大汗淋漓，食欲佳，大便调，舌红少苔，脉弱。

[用法] 三味一起煮熟，连渣温热服用，每日 1 次。

2. 验方（《健儿按摩食疗方》）

[组成] 浮小麦 50g，糯米 50g，白糖 12g。

[功效] 益气固表止汗。

[适应证] 患儿平素身体虚弱，时常无明显诱因出现全身或局部汗多，甚至大汗淋漓，食欲佳，大便调，舌红少苔，脉弱。

[用法] 二味一起煮粥，至米烂粥稠，调入适量白糖，早晚温热服用，每日 2 次；或二味分别炒黄至熟，共研细末，米汤送下，每次 10g。

3. 验方（《健儿按摩食疗方》）

[组成] 红枣 25g，乌梅肉 9g，桑叶 12g，浮小麦 15g。

[功效] 益气固表止汗。

[适应证] 患儿平素身体虚弱，时常无明显诱因出现全身或局部汗多，甚至大汗淋漓，食欲佳，大便调，舌红少苔，脉弱。

[用法] 上四味水煎服，每日 1 剂，早晚温服。

4. 验方（《健儿按摩食疗方》）

[组成] 红枣 40g，黑豆 60g，黄芪 30g。

[功效] 益气固表止汗。

[适应证] 汗出恶风，稍劳汗出尤甚，易于感冒，体虚乏力，面色㿠白少华，苔薄白，脉细弱。

[用法] 三味水煎服，每日 1 剂，早晚温服。

5. 山茱萸粥（《健儿按摩食疗方》）

[组成] 山茱萸肉 20g，糯米 50～100g，红糖 6g。

[功效] 益气固表止汗。

[适应证] 患儿平素身体虚弱，时常无明显诱因出现全身或局部汗多，甚至大汗淋漓，食欲佳，大便调，舌红少苔，脉弱。

[用法] 山茱萸与糯米共煮成粥，加入红糖。每日晨起空腹时温热服用，10 天为 1 个疗程。中间间隔 7 天，再行第 2 疗程。

6. 二子散（《中国中医药报》孙浩验方）

[**组成**] 五味子、五倍子各等分，共研细末备用。

[**功效**] 益气固表，温肾止汗。

[**适应证**] 小儿汗证（多汗）。

[**用法**] 每晚于临睡前取 10g，加温开水调拌，捏成圆形药饼，紧贴脐窝，上覆洁净保鲜膜一块（较药饼稍大），外用纱布绷带裹腹，以免药饼滑脱。次日清晨待小儿起身后去绷带及药饼，当晚再如法，连敷 3 次为 1 疗程。二药合用乃受朱丹溪“黄昏嗽方”（五倍子、五味子二药组成，功擅收肺保肾）之启发，认为二药合用有金水相生、母子同补之义，其功效倍于单味药。药性寒温相济，其性和平，对皮肤无刺激、无过敏等反应。

二十二、惊风

惊风是小儿时期常见的一种急重病症，以临床出现抽搐、昏迷为主要特征。

1. 验方（《健儿按摩食疗方》）

[**组成**] 朱砂 1.5g（冲），鲜公鸡血适量。

[**功效**] 镇惊息风。

[**适应证**] 患儿突发抽搐，惊惕不安，惊叫急啼，甚则神志不清，四肢厥冷，大便色青，苔薄白，脉乱不齐。

[**用法**] 将朱砂放入公鸡血内，冲服。

2. 验方（《健儿按摩食疗方》）

[**组成**] 乳汁 10g，鸡蛋 10g。

[**功效**] 镇惊息风。

[**适应证**] 患儿有惊痫史，平素睡眠不安，食欲欠佳，大便不调，舌红苔白，脉滑。

[用法] 上二味混合均匀后吞服，每日2次。

3. 验方（《健儿按摩食疗方》）

[组成] 黑木耳30g，红糖适量。

[功效] 柔肝息风。

[适应证] 患儿平素身体弱小，食欲不佳，营养不良，时有抽搐，腿足麻木不仁等症状，舌红苔薄白，脉细。

[用法] 将黑木耳用热水泡发软，加入红糖煮食，连服数日。

二十三、癫痫

癫痫是慢性反复发作性短暂脑功能失调综合征。

1. 验方（《健儿按摩食疗方》）

[组成] 黑木耳30g，豆腐50g，胡桃仁21g。

[功效] 息风定痫。

[适应证] 患儿突然扑倒，昏不知人，口吐涎沫，两目上视，四肢抽搐，或作猪羊叫，发过即苏，醒后如常人。

[用法] 黑木耳用热水泡开，然后与豆腐、胡桃仁一起加水炖煮，连汤服，每日2次。

2. 团鱼煎（《健儿按摩食疗方》）

[组成] 团鱼1条，油、盐适量。

[适应证] 患儿突然扑倒，昏不知人，口吐涎沫，两目上视，四肢抽搐，或作猪羊叫，发过即苏，醒后如常人。

[用法] 团鱼煮熟取肉，加入油、盐炖好，于发作前饮用，每日1条，连服7条。

3. 橘杏丝瓜饮（《健儿按摩食疗方》）

[组成] 干橘皮适量，杏仁10g，老丝瓜6g。

[功效] 涤痰开窍。

[适应证] 患儿平素身体健壮，突然扑倒，昏不知人，口吐涎沫，口中痰多，两目上视，四肢抽搐，或作猪羊叫，发过即苏，醒后如常人。

[用法] 上三味水煎取汁，饮服。

4. 江米藕（《健儿按摩食疗方》）

[组成] 江米 100g，陈皮 12g，老藕 50g。

[功效] 补益气血，养心安神。

[适应证] 患儿多发口吐涎沫，两目上视，四肢抽搐，醒则如常人。平素身疲力乏，面色萎黄，舌淡苔白，脉弱。

[用法] 江米洗净，用陈皮数块煮汁，泡江米半日，另用老藕一支，切开一头，放入江米封固，用泡米汤将江米藕煮熟蒸透，切片食用。

5. 羊肝平肝汤（《健儿按摩食疗方》）

[组成] 羊肝 60g，谷精草 10g，白菊花 10g。

[功效] 平肝潜阳，镇惊息风。

[适应证] 患儿突然扑倒，昏不知人，口吐涎沫，两目上视，四肢抽搐，或作猪羊叫，发过即苏，醒后如常人。

[用法] 上三味煮熟，吃肝喝汤，每日 1 剂。

二十四、小儿肾炎

小儿肾炎一般指肾小球肾炎，是一种双侧肾脏的弥漫性、非化脓性疾病。多发于学龄前儿童，6～9 岁最为常见。

1. 鲫鱼冬瓜汤（《健儿按摩食疗方》）

[组成] 鲫鱼 250g，冬瓜 250g。

[功效] 疏风利水。

[适应证] 患儿急性浮肿、血尿、血压增高，严重者合并心力

衰竭，舌淡苔白，脉沉。

[用法]上三味共煎汤，吃鱼喝汤，每日2次。适用于小儿肾炎急性发作。急性期的饮食原则应该以清热解毒、利水消肿和营养丰富的饮食为主，忌食刺激性的食物，并应适当限制钠盐的摄入。

2. 桑菊绿豆饮（《健儿按摩食疗方》）

[组成]桑白皮30g，白菊花9g，绿豆60g。

[功效]疏风利水。

[适应证]患儿急性浮肿、血尿、血压增高，严重者合并心力衰竭，舌淡苔白，脉沉。

[用法]上三味共煎汤，每日分2次饮服。

3. 鲤鱼冬瓜赤豆汤（《健儿按摩食疗方》）

[组成]鲤鱼250g，冬瓜50g，赤小豆30g。

[功效]疏风利水，清利湿热。

[适应证]适用于小儿肾炎急性期。患儿急性浮肿、血尿、血压增高，严重者合并心力衰竭。舌淡苔白，脉沉。

[用法]三味同煎汤，吃鱼喝汤，每日2次。

4. 三汁饮（《健儿按摩食疗方》）

[组成]西瓜汁50g，藕汁50g，苹果汁50g。

[功效]清热利湿。

[适应证]适用于小儿肾炎急性发作。患儿急性浮肿、血尿、血压增高，严重者合并心力衰竭，舌淡苔白，脉沉。

[用法]三汁同煮汤，每日3次，随量饮用。

5. 验方（《健儿按摩食疗方》）

[组成]鲜山药50g，紫河车50g，适量醋、酱油。

[**功效**] 健脾补肾。

[**适应证**] 适用于小儿肾炎慢性期。患儿面色苍白，长期眼睑轻度浮肿，食欲不振，易疲劳，轻度贫血，血浆蛋白低，舌淡苔白，脉弱。

[**用法**] 将山药、紫河车切片同炒，加适量醋、酱油佐味，每日分 3 次食用。肾炎慢性期以健脾补肾的饮食为主，并辅以多种维生素和蛋白质。忌刺激性的食物，并应适当限制钠盐的摄入。

二十五、遗尿

小儿遗尿，又称尿床。是指小儿在睡眠中不知不觉地将小便尿在床上。中医认为，小儿由于脑髓未充，智力未健，或正常的排尿习惯尚未养成，所以容易产生尿床现象。

小儿遗尿多在白天疲劳、天气阴雨时容易发生，轻则数夜遗尿一次，重则每夜遗尿一至数次。病延日久，患儿可见面色萎黄，智力减退，精神不振，头晕腰酸，四肢不温等症。必须及早治疗，以免妨碍儿童的身心健康和发育。

1. 桑螵蛸缩尿散（《特效按摩加小方治病法》）

[**组成**] 桑螵蛸 30g，益智仁 20g。

[**功效**] 温补肾阳，固涩小便。

[**适应证**] 本方适用于各种证型的遗尿。患儿平素体弱，夜间尿床，不易叫醒，小便清长，腰膝酸软，大便调，苔薄白，脉弱。

[**用法**] 上药烘干，研为细末。5 岁小儿每用 3～5g，温开水调服，每日 2 次。

2. 补气缩泉方（《特效按摩加小方治病法》）

[**组成**] 党参 15g，炙黄芪 15g，桑螵蛸 12g，生麻黄 7g，炙

远志 9g。

[功效] 温补肾阳，固涩小便。

[适应证] 患儿平素体弱，夜间尿床，不易叫醒，小便清长，腰膝酸软，舌红苔薄白，脉弱。

[用法] 用上药五倍量，烘干，研为细末。5 岁小儿每用 5g，每日傍晚用米汤调服。

3. 遗尿速愈汤（《名老中医学术经验整理与继承》）

[组成] 补骨脂 10g，金樱子 10g，防风 10g，藁本 10g，浮萍 10g，石菖蒲 10g，甘草 5g。

[功效] 温补肾阳，固涩小便。

[适应证] 遗尿。

[用法] 每日 1 剂，分两次煎熬，合并药液约 300mL，每日分 3 次服，宜空腹饮，7 剂为一诊，四诊为 1 疗程。治疗此症，首选补骨脂。此药为中医历来治疗遗尿的要药，性温，入肾经，补肾壮阳，配以金樱子加强固摄下元作用。久治不愈者，加麻黄 6g；尿色偏黄赤者，苔薄黄腻，舌偏红，加知母 10g、黄柏 5g；形体消瘦，神疲乏力者，加黄芪 20g、党参 15g。

4. 韭菜粥（《健儿按摩食疗方》）

[组成] 鲜韭菜 50g，粳米 100g，食盐 6g。

[功效] 温补肾阳，固涩小便。

[适应证] 适用于小儿肾虚所引起的遗尿及小便频数。患儿平素体弱，夜间尿床，每日 3～4 次，不易叫醒，小便清长，面白虚浮，腰膝酸软，智力较同龄儿稍差，饮食佳，大便调，舌红苔薄白，脉弱。

[用法] 将韭菜切碎，与粳米一起煮粥，至米花汤稠即可，温热服食，每日 2～3 次。在治疗的同时应多食滋补强壮功能的食

物。另患儿白天不宜过度游玩，以免疲劳贪睡；晚饭不能喝太稀的粥，睡前要控制饮水量，并排空小便；睡后应按时唤醒患儿排尿，以逐渐养成自行排尿的习惯；少吃巧克力，果汁等。

5. 高粱米粥（《健儿按摩食疗方》）

[**组成**] 高粱米 50g，桑螵蛸 10g。

[**功效**] 温补肾阳，固涩小便。

[**适应证**] 患儿平素夜间尿床，不易叫醒，食欲欠佳，小便清长，面白虚浮，腰膝酸软，形寒肢冷，智力较同龄人稍差，大便调，舌红苔薄白，脉细。

[**用法**] 将桑螵蛸装入纱布袋内，放入水中煮几分钟取出布袋，然后加入高粱米再煮，至粥成，每日服用 1 次，持续 1～2 月，直至病愈。

6. 羊肉粳米粥（《健儿按摩食疗方》）

[**组成**] 肉苁蓉 10g，羊肉 100g，粳米 100g，食盐 6g，葱 12g，姜 9g。

[**功效**] 温肾壮阳，固涩止遗。

[**适应证**] 患儿平素体弱，夜间尿床，不易叫醒，小便清长，腰膝酸软，大便调，舌红苔薄白，脉弱。

[**用法**] 将肉苁蓉去渣，加羊肉、粳米同煮成粥，再加适量食盐、姜、葱 1 次吃完，连吃 7 天，冬季时食用。

二十六、水肿

水肿是指体内水液潴留，泛溢肌肤引起头面、眼睑、四肢、腹背，甚至全身浮肿而言。

1. 蒸西葫芦（《健儿按摩食疗方》）

[**组成**] 西葫芦 50g，红枣 12g，赤小豆 6g。

[功效] 健脾益气，利水消肿。

[适应证] 水肿先从眼睑或下肢开始，继及四肢全身，水肿反复消长不已，伴有纳差，面色㿠白，尿量减少或反多，舌质淡胖，苔白，脉沉细或沉迟无力。

[用法] 将西葫芦挖去子，装满赤小豆和红枣，蒸熟，长期服食。

2. 蚕豆汤（《健儿按摩食疗方》）

[组成] 蚕豆 50g，粳米 100g。

[功效] 补益气血，利水消肿。

[适应证] 水肿先从眼睑或下肢开始，继及四肢全身，水肿反复消长不已，伴有纳差，面色㿠白，尿量减少或反多，舌质淡胖，苔白，脉沉细或沉迟无力。

[用法] 将蚕豆发芽，与粳米一起煮粥，至豆烂粥稠，温热顿服，每日早晚 2 次。

3. 黑豆鸡蛋粥（《健儿按摩食疗方》）

[组成] 黑豆 30g，小米 50g，鸡蛋 2 个。

[功效] 健脾益气，利水消肿。

[适应证] 水肿先从眼睑或下肢开始，继及四肢全身，水肿反复消长不已，伴有纳差，体瘦，面色㿠白，尿量减少或反多，舌质淡胖，苔白，脉沉细或沉迟无力。

[用法] 以上三味加水共煮至蛋熟，剥去蛋壳，再煮至粥熟，当晚服食，食后以微汗为好。

4. 葫芦粥（《健儿按摩食疗方》）

[组成] 陈葫芦 10g，粳米 50g，冰糖 6g。

[功效] 健脾益气，利水消肿。

[适应证] 水肿先从眼睑或下肢开始，继及四肢全身，水肿反

复消长不已，或腹水，伴有纳差，体瘦，面色㿠白，尿量减少或反多，舌质淡胖，苔白，脉沉细或沉迟无力。

[**用法**] 陈葫芦烧炭化后研末，粳米加水煮至米开时，加入葫芦粉末，再稍煮，加入冰糖，每日早晚温热服食，7 天为一个疗程，中间间隔 2～3 天行第 2 个疗程。

5. 黑豆粥（《健儿按摩食疗方》）

[**组成**] 黑豆 30g，粳米 30g。

[**功效**] 补益肺脾，利水消肿。

[**适应证**] 水肿反复消长不已，面浮身肿，腰以下甚，按之凹陷不起，尿量减少或反多，甚者心悸胸闷，喘促难卧，腹大胀满，面色㿠白，舌质淡胖，苔白，脉沉细或沉迟无力。

[**用法**] 黑豆用温水浸泡 1 夜，加水煮开，加入粳米继续煮至豆烂粥稠，加入红糖适量，每日早晨温热服食。

6. 冬瓜粥（《健儿按摩食疗方》）

[**组成**] 新鲜连皮冬瓜 100g，粳米 100g。

[**功效**] 利水消肿。

[**适应证**] 水肿反复消长不已，面浮身肿，腰以下甚，按之凹陷不起，尿量减少或反多，甚者心悸胸闷，喘促难卧，腹大胀满，面色㿠白，舌质淡胖，苔白，脉沉细或沉迟无力。

[**用法**] 将冬瓜洗净切成小块，与粳米一起煮粥，至瓜烂米熟汤稠，随时服食。

7. 荠菜粥（《健儿按摩食疗方》）

[**组成**] 新鲜荠菜 200g，粳米 100g。

[**功效**] 利水消肿。

[**适应证**] 水肿反复消长不已，面浮身肿，腰以下甚，按之凹陷不起，尿量减少或反多，甚者心悸胸闷，喘促难卧，腹大胀

满，面色㿠白，舌质淡胖，苔白，脉沉细或沉迟无力。

[用法]荠菜洗净切碎，与粳米一起共煮成粥，每日早晚分2次温食。

8. 冬瓜赤小豆汤（《健儿按摩食疗方》）

[组成]大冬瓜180g，赤小豆150g。

[功效]利水消肿。

[适应证]水肿反复消长不已，面浮身肿，腰以下甚，按之凹陷不起，尿量减少或反多，甚者心悸胸闷，喘促难卧，腹大胀满，面色㿠白，舌质淡胖，苔白，脉沉细或沉迟无力。

[用法]将冬瓜洗净，连皮切碎，与赤小豆一起加水煮至熟烂，分4~6次服完，每日2~3次。

9. 西葫芦汤（《健儿按摩食疗方》）

[组成]鲜西葫芦50g。

[功效]利水消肿。

[适应证]水肿反复消长不已，面浮身肿，腰以下甚，按之凹陷不起，尿量减少或反多，甚者心悸胸闷，喘促难卧，腹大胀满，面色㿠白，舌质淡胖，苔白，脉沉细或沉迟无力。

[用法]西葫芦除去子后，切成块，水煎取汁，频频饮用。

10. 蚕豆汤（《健儿按摩食疗方》）

[组成]陈蚕豆120g，红糖90g。

[功效]利水消肿。

[适应证]水肿反复消长不已，面浮身肿，腰以下甚，按之凹陷不起，尿量减少或反多，甚者心悸胸闷，喘促难卧，腹大胀满，面色㿠白，舌质淡胖，苔白，脉沉细或沉迟无力。

[用法]将蚕豆和红糖一起加水，慢火熬煮浓缩后，温服，每日2次。

11. 五草汤（《刘弼臣用药心得十讲》）

[组成] 倒扣草 30g，灯心草 1g，半枝莲 15g，益母草 15g，车前草 15g，白茅根 30g，鱼腥草 15g。

[功效] 清热解毒，利水消肿。

[适应证] 小儿急、慢性肾炎，肾病综合征，泌尿系感染。

[用法] 每日 1 剂，水煎，2 次分服。五草汤不仅对小儿肾炎疗效卓著，而且对泌尿系感染及肾病综合征亦常收到满意的效果。如血尿严重，可加用女贞子 10g、旱莲草 15g，止血效果更佳。

二十七、麻疹

麻疹是儿童最常见的急性呼吸道传染病之一，其传染性很强，在人口密集而未普种疫苗的地区易发生流行，2～3 年一次大流行。

1. 验方（《健儿按摩食疗方》）

[组成] 樱桃核 50g（捣烂），根葱白 20g，糖 6g。

[功效] 宣肺透疹。

[适应证] 患儿发热、咳嗽、鼻塞流涕，眼睑红赤，泪水汪汪，体倦食少，全身不适、食欲不振，舌红苔黄，脉滑数。

[用法] 上两味水煎，汤夜中加糖少许服用，每日 2 次，连服 3～4 天。

2. 验方（《健儿按摩食疗方》）

[组成] 荔枝肉 9g。

[功效] 宣肺透疹。

[适应证] 患儿发热持续，起伏如潮，每潮一次，疹随外出，依次序而现，疹点细小，触之碍手，疹色先红后暗红，伴烦渴嗜

睡，咳嗽加剧，舌红苔黄，脉洪数。

[用法] 水煎服，每日 1 剂，早晚温服。

3. 甜菜粥（《健儿按摩食疗方》）

[组成] 鲜甜菜 200g，粳米 100g。

[功效] 宣肺透疹。

[适应证] 患儿发热持续，疹随外出，依次序而现，疹点细小，无力透疹，伴烦渴嗜睡，舌苔黄，脉滑数。

[用法] 将甜菜切碎或捣汁，与粳米一起共煮成粥，每日 2 次温服。

4. 香菜粥（《健儿按摩食疗方》）

[组成] 鲜香菜 100g，粳米 100g，红糖 12g。

[功效] 宣肺透疹。

[适应证] 本品适用于小儿麻疹初期，麻疹透发不畅及麻疹期间消化不良、脘腹胀满、不思饮食。患儿高热不退，疹点不多，或疹点密集，伴食欲不振，脘腹胀满，大便偏干，舌红苔黄，脉数。

[用法] 香菜切碎，粳米煮成稀粥后加香菜，再煮片刻即可，服用前调入红糖。小儿麻疹期间不计时、不计量温热服用。

5. 香蕈汤（《健儿按摩食疗方》）

[组成] 草菇 15g，香菜 6g。

[功效] 宣肺透疹。

[适应证] 患儿高热不退，疹点不多，或疹点密集，疹色紫暗，唇周发绀，舌红苔黄，脉数。

[用法] 将草菇洗净后，稍加水浸泡，捞出后水煎取汁，加入香菜，再煮片刻，可放少量盐，温服。每日分 3 次服完。

6. 甘蔗荸荠汤（《健儿按摩食疗方》）

[**组成**] 红皮甘蔗200g，荸荠100g。

[**功效**] 宣肺透疹。

[**适应证**] 患儿疹点不多，或疹点早退，疹色紫暗，咳嗽气促，鼻翼扇动，唇周发绀，喉间痰鸣，烦躁不宁，舌红，苔黄，脉数。

[**用法**] 红皮甘蔗去节，荸荠去芽，均切成小块，水煎取汁，频频饮服。

二十八、水痘

水痘是由水痘带状疱疹病毒引起的急性呼吸道传染病。

1. 清瘟败毒饮（《疫疹一得》）

[**组成**] 水牛角30g（先煎），生石膏30g（先煎），连翘10g，金银花10g，生地黄10g，丹皮10g，赤芍10g，薏苡仁15g，淡竹叶10g，甘草6g。

[**功效**] 清热解毒利湿。

[**适应证**] 壮热不退，烦躁不安，口渴欲饮，面红目赤，水痘分布较密，根盘红晕较显著，疹色紫暗，或伴牙龈肿痛，口舌生疮，大便干结，小便黄赤，舌红或绛，舌黄燥而干，脉洪数。

[**用法**] 水煎服，每日1剂，早晚温服。疹色深者，加紫草10g、栀子10g；唇燥口干者加麦冬10g、芦根15g；口疮，大便干结者加枳实10g、生大黄6g；抽搐者加钩藤10g。

2. 清利饮（《健儿按摩食疗方》）

[**组成**] 竹叶20g，灯心草10g，扁豆15g，滑石6g，糖6g。

[**功效**] 疏风清热解毒。

[**适应证**] 小儿咳嗽，发热，面赤烦躁，皮肤出现丘疹、疱

疹、结痂，食欲不佳，大便调，舌红苔黄，脉滑数。

[**用法**] 上述药材水煎服，每日 1 剂，早晚温服。

3. 验方（《健儿按摩食疗方》）

[**组成**] 薄荷 9g（后下），芦根 15g，生薏米 15g，竹叶 6g，冰糖 30g。

[**功效**] 疏风清热利湿。

[**适应证**] 小儿咳嗽，发热，面赤烦躁，皮肤出现丘疹、疱疹、结痂，食欲不佳，大便调。舌红苔黄，脉滑数。

[**用法**] 上药水煎取液，加入冰糖后饮用，每日 1 次，连服 5～6 天。

4. 验方（《健儿按摩食疗方》）

[**组成**] 百合 10g，杏仁 6g，小豆 60g。

[**功效**] 疏风清热。

[**适应证**] 小儿咳嗽，发热，面赤烦躁，皮肤出现丘疹、疱疹、结痂，食欲不佳，大便调，舌红苔黄，脉滑数。

[**用法**] 上三味煮粥食用，每日 1 剂，早晚温服。另治疗时应食用清淡易消化饮食，忌食姜、辣椒、油腻及难消化的食物，注意不能用发物。

5. 芦根饮（《健儿按摩食疗方》）

[**组成**] 芦根适量。

[**功效**] 疏风清热利湿。

[**适应证**] 小儿咳嗽，发热，面赤烦躁，皮肤出现丘疹、疱疹、结痂，食欲不佳，大便调。舌红苔黄，脉滑数。

[**用法**] 用第二次泡米水，加芦根煮水，饮用。

6. 验方（《健儿按摩食疗方》）

[**组成**] 鲜竹叶 30～40g，生石膏 45～60g（先煎），大米 50～

100g，白糖 20g。

[功效] 清热解毒利湿。

[适应证] 小儿咳嗽，发热，面赤烦躁，皮肤出现丘疹、疱疹、结痂，严重者出现融合性水痘或出血性水痘，食欲不佳，大便调，舌红苔黄，脉滑数。

[用法] 先将竹叶洗净，与石膏加水煎液，去渣，加大米煮稀粥，白糖调味服食，每日分 2 ~ 3 次食用，连服 3 ~ 5 天。

7. 验方（《健儿按摩食疗方》）

[组成] 白果仁 8 ~ 12g，薏米 50g，冰糖 20g。

[功效] 清热解毒利湿。

[适应证] 小儿咳嗽，发热，面赤烦躁，皮肤出现丘疹、疱疹、结痂，严重者出现融合性水痘或出血性水痘，食欲不佳，大便调，舌红苔黄，脉滑数。

[用法] 将白果仁和薏米放瓦锅内加水适量煮熟透后，加入冰糖调味服食，每日 1 次，连服 3 ~ 5 天。

二十九、痄腮

流行性腮腺炎，属中医“痄腮”范畴。发病前 2 ~ 3 周有流行性腮腺炎接触史，以发热、耳下腮部肿胀疼痛为主要症状。本病好发于 3 岁以上的儿童，具有传染性，发病期间需要隔离。经治疗一般预后良好，少数可有变证。病愈后可获得终生免疫力。

1. 鸬鹚瘟方（《医学教育网》）

[组成] 柴胡 6g，贯众 6g，干葛 3g，竹茹 3g，半夏曲 3g，黄连 2.1g，枳壳 2.1g，甘草 1.2g。

[功效] 清热解毒，消肿散结。

[适应证] 痄腮，颊腮红肿，呕恶发热，下午烦热，口苦，夜

不能睡，脉洪大。

[用法] 水煎服，每日1剂，早晚温服。

2. 青黛方（《医学教育网》）

[组成] 青黛1.5g，甘草6g，金银花15g，瓜蒌15g，酒50mL。

[功效] 清泻肝火，活血消肿。

[适应证] 两腮肿硬，发颐。

[用法] 水煎服，每日1剂，早晚温服。

4. 验方（《健儿按摩食疗方》）

[组成] 绿豆120g，黄豆60g，白糖90g。

[功效] 清热解毒，消肿散结。

[适应证] 轻微发热，一侧或双侧耳下腮部或颌下漫肿疼痛，边缘不清，触之痛甚，咀嚼不便，或有咽红，舌质红，舌苔薄白或薄黄，脉浮数。

[用法] 水煮绿豆、黄豆至烂，加糖调食。患儿发热期间宜流质饮食，主食要用细粮，菜要切碎，煮软煮烂。

三十、百日咳

百日咳又称“顿咳”，是小儿常见的一种呼吸道传染病，其病程较长，可迁延到6周以上，甚至更长，本病以2~5岁的小儿为多见，好发于冬春二季。病愈后可获得终生免疫力。

本病初期呈感冒样症状，常出现发热、咳嗽、流涕，偶有喷嚏。1~2天后，一般感冒样症状逐渐减退，但阵发性咳嗽日渐加重，咳声短促，同时发出一种特殊的类似鸡啼的喉鸣声，紧接着又是一连串的咳嗽，如此反复多次，直到排出大量呼吸道分泌物和胃内容物，阵咳才暂时停止。此为痉咳期，为最严重的阶段。约经3周后，阵发性的咳嗽逐渐减轻，喉鸣声逐渐消失。病程可延长至 2～3 个月。

1. 泻肝清肺汤（《名老中医学术经验整理与继承》）

[组成] 天竹子 10g，浙贝母 10g，黑山栀 6g，黛蛤散 15g（包煎），地骨皮 10g，炙桑皮 10g，炙百部 10g，炙兜铃 5g，生白芍 10g，生甘草 3g，鱼腥草 30g。

[功效] 泻肝降气火，消肺化痰热。

[适应证] 百日咳（痉咳期）。

[用法] 以水煎成汤液，每日 1 剂，每剂煎 2 次，分 4 次服。目红胁痛者，加丹皮 10g、龙胆草 5g，以增泻肝之力；咽红痰多者，加射干 10g、葶苈子 10g（包煎），以清咽消痰。

2. 僵藤汤（《名老中医学术经验整理与继承》）

[组成] 白僵蚕 6g，钩藤 12g，清半夏 4.5g，川贝母 10g，麦门冬 12g，生甘草 6g。

[功效] 解痉止咳，清肺化痰，理气降逆。

[适应证] 顿咳（百日咳）。

[用法] 水煎服，每日 1 剂，早晚分服。所用之量是以 4 周岁为准，用时可根据年龄差异酌情增减。

3. 萝卜禽胆膏（《特效按摩加小方治病法》）

[组成] 白萝卜汁 150g，鸡胆汁 3～4g，蜂蜜 30g。

[功效] 消肺泻热，化痰降逆。

[适应证] 发热，咳嗽，流涕，咳声短促，病程长。

[用法] 前二味放锅中煮开，加入蜂蜜和匀，立即停火。3～4 岁小儿，每服 1～2 匙，每日 3～4 次。

4. 猪胆百部膏（《特效按摩加小方治病法》）

[组成] 鲜猪胆汁 30mL，百部粉 40g，蜂蜜 50g。

[功效]清肺泻热，化痰降逆。

[适应证]发热，咳嗽，流涕，咳声短促，病程长，舌红苔黄，脉滑数。

[用法]将猪胆汁放锅中，小火煮沸1分钟，加蜂蜜煮至沸，立刻投入百部粉，迅速搅匀即停火。3~4岁小儿，每服1~2g，温开水送服，每日3次。

三十一、夏季热

夏季热又称“暑热症”，是婴幼儿在暑天发生的特有的季节性疾病，主要以长期发热、口渴多饮、多尿、少汗或无汗为临床表现。

1. 绿豆粥（《健儿按摩食疗方》）

[组成]绿豆50g，粳米100g。

[功效]清热生津除烦。

[适应证]夏季烦热口渴，不欲饮食，周身困乏无力，舌红苔黄，脉洪大。

[用法]先将绿豆用温水泡2小时，然后与粳米一起加水煮，至豆烂汤稠，每日3次服用，夏季可作冷饮频服。

2. 菠萝汁（《健儿按摩食疗方》）

[组成]菠萝200g。

[功效]清热生津除烦。

[适应证]患儿夏季烦热口渴，不欲饮食，周身困乏无力，舌红苔黄，脉洪大。

[用法]将菠萝切碎后榨取汁，凉开水冲服，频频代茶饮。

3. 豆腐黄瓜汤（《健儿按摩食疗方》）

[组成]豆腐500g，黄瓜200g。

[功效] 清热生津除烦。

[适应证] 患儿夏季烦热口渴，发热不退，不欲饮食，周身困乏无力，舌红苔黄，脉洪大。

[用法] 黄瓜切片，与豆腐一起加水共煮，至黄瓜熟，取汁代茶饮。

三十二、佝偻病

佝偻病以多汗、夜惊、烦躁、发稀、枕秃、以及不同程度的骨骼改变为主要临床表现。本病好发于3岁以内儿童，6~12个月的婴儿发病率高。中医认为本病以脾肾两虚为病机关键，故以调补脾肾为治疗原则。本病若失治误治，易导致骨骼畸形，留有后遗症，影响儿童正常生长发育。

1. 验方（《健儿按摩食疗方》）

[组成] 龟板9g（先煎），骨碎补9g，党参9g。

[功效] 滋养肝肾，填精补髓。

[适应证] 患儿有明显的骨骼改变，常见头颅方大畸形，肋骨串珠，手镯、脚镯、足镯，甚至鸡胸、龟背，脊柱畸形等，并伴有面白虚烦，多汗，四肢乏力，舌淡苔少，指纹色淡。

[用法] 上三味水煎服，每日1剂，早晚温服。

2. 胡萝卜粥（《健儿按摩食疗方》）

[组成] 新鲜胡萝卜、粳米各100g，白糖15g。

[功效] 健脾养心。

[适应证] 患儿常见多汗，乏力，烦躁，睡眠不安，夜惊，发稀，囟门闭迟，或形体虚胖，肌肉松软，纳呆，舌质红苔薄白，指纹偏淡。

[用法] 将胡萝卜切成小块，与粳米一起加水煮熟，以胡萝卜

熟透粥稠为度，调入白糖，每日 2 次，早晚温热服用。

3. 猪骨粉（《健儿按摩食疗方》）

［组成］猪骨适量。

［功效］滋养肝肾，填精补髓。

［适应证］患儿有明显的骨骼改变，常见头颅方大畸形，肋骨串珠，手镯、脚镯、足镯，甚至鸡胸、龟背，脊柱畸形等，并伴有面白虚烦，多汗，四肢乏力，舌淡苔少，指纹色淡。

［用法］猪骨焙干研粉，饭后服用 10～15g。

三十三、鼻渊

鼻渊，俗称“脑漏”。主要表现为鼻孔中常流黄色腥臭浊涕，久则鼻塞不通，嗅觉减退，甚或头目眩晕。

理鼻汤（刘绍武）

［组成］柴胡 10g，黄芩 10g，苏子 20g，川椒 7g，党参 20g，甘草 7g，辛夷 15g，苍耳子 20g（打碎先煎），王不留行 15g，陈皮 15g，白芍 15g，大黄 8g，大枣 12g。

［功效］清热泻火，宣肺通窍。

［适应证］急、慢性鼻炎，急、慢性鼻窦炎。

［用法］水煎，日 1 剂，分 2 次服。

三十四、夜盲与视力减退

夜盲是指眼睛对弱光敏感度下降，暗适应时间延长的重症表现。视力减退是指分辨细小的、遥远的物体及细微部分的能力较以前减弱。

1. 桑葚粥（《健儿按摩食疗方》）

［组成］新鲜桑葚 50g（干者 25g），糯米 50g，冰糖 15g。

[功效] 滋养肝肾，滋阴明目。

[适应证] 小儿白天视力正常，夜间或白天在黑暗处不能视物或视物不清，消瘦，舌质淡苔少，脉细。

[用法] 将桑葚用清水稍加漂洗，去净果柄，加糯米水煮成稠粥，加入冰糖化开，每日晨起空腹热服。同时应经常食用含维生素 A 丰富的食物，如鱼肝油、动物的内脏等。

2. 枸杞粥（《健儿按摩食疗方》）

[组成] 枸杞子 20g，糯米 50g，白糖 15g。

[功效] 滋养肝肾，滋阴明目。

[适应证] 小儿白天视力正常，夜间或白天在黑暗处不能视物或视物不清，身体虚弱，舌质淡苔少，脉细。

[用法] 枸杞、糯米加水共煮，至米开花汤稠，调入白糖，每日早晚温热服食。

三十五、小儿肌性斜颈

小儿肌性斜颈，是以小儿头向患侧斜，前额、颜面旋向健侧为其特征的疾患。

患儿出生后，颈部一侧可发现有梭形肿物（有的经半年后，肿物自行消退），以后患侧的胸锁乳突肌逐渐挛缩紧张、突出如索条状，以致头部向患侧倾斜而颜面部旋向健侧。若不及时治疗，患侧面部的发育会受影响，健侧颜面部也会发生相应性的改变，使颜面部不对称。晚期患者，一般伴有代偿性的胸椎侧凸。

1. 钩芍蝎尾散（《特效按摩加小方治病法》）

[组成] 钩藤 20g，白芍 25g，炙全蝎 9g，炙甘草 10g。

[功效] 理气顺筋。

[适应证] 小儿头向患侧斜，前额、颜面旋向健侧，舌红苔微

黄，脉弦滑。

[用法]上药烘干，研为细末，每服2g，每日3次，乳汁调服。

2. 外用熨敷方（《特效按摩加小方治病法》）

[组成]蚕沙50g，川桂枝6g（捣为末）。

[功效]疏风散寒，理气顺筋。

[适应证]小儿头向患侧斜，前额、颜面旋向健侧，舌红苔薄白，脉浮。

[用法]将上二味放锅中炒烫，用3～4层纱布包裹，趁热敷熨患侧胸锁乳突肌（注意不要烫伤皮肤），每日1～2次。

三十六、小儿牵拉肘

小儿桡骨头半脱位又称“牵拉肘”。多发生于6岁以下的小儿，多因日常生活中大人给小儿穿衣服或跌倒拉起时，握住小儿的手牵拉用力过猛，引起牵拉肘。

本病的主要特点是小儿肘部疼痛，肘关节不能自如活动，前臂不能抬起，旋转困难，不肯用手拿物，局部肿胀不明显，外形基本正常，桡骨头处压痛明显。

1. 桑枝当归黄芪汤（《特效按摩加小方治病法》）

[组成]嫩桑枝60g，当归15g，黄芪30g，猪前蹄50g。

[功效]补益气血，舒筋活络。

[适应证]患儿肘部疼痛，肘关节不能自如活动，前臂不能抬起，旋转困难，不肯用手拿物，局部肿胀不明显，外形基本正常，桡骨头处压痛明显，舌红苔薄白，脉沉细。

[用法]前三药用纱布包扎，煨汤一小锅，去药渣，再加入猪前蹄煨烂，酌情喝汤食猪蹄。

2. 外熨方（《特效按摩加小方治病法》）

[组成] 防风 15g，生苍术 20g。

[功效] 疏风散寒，舒筋活络。

[适应证] 本方适用于外感风寒引起的小儿牵拉肘。患儿肘部疼痛，肘关节不能自如活动，前臂不能抬起，旋转困难，不肯用手拿物，局部肿胀不明显，外形基本正常，桡骨头处压痛明显，舌红苔薄白，脉浮缓。

[用法] 将上药研粗末，加食盐 300g 同炒烫，用 3～4 层纱布包裹，趁热敷患处，每晚 1 次。

三十七、小儿麻痹后遗症

小儿麻痹后遗症，是脊髓灰质炎引起的小儿肢体的瘫痪，尤以下肢多见，缠绵不愈而为后遗症。中医认为，本病是毒邪侵犯小儿肺胃，蕴积成热，壅阻经络，气血失和，经筋失养，肝肾虚损所致。它的临床特点是：瘫——运动功能障碍，出现一侧上肢或下肢瘫痪；软——肌肉韧带松弛，肌张力减低；细——肌肉神经营养不良和废用，肌肉逐渐出现萎缩；冷——血液循环不良，久之则见皮肤温度降低或发凉；变——因长期肌力失衡，骨营养不良，久而久之，造成肌腱挛缩、骨关节畸形及姿势异常，以膝关节为多见。

1. 洗浴方（《特效按摩加小方治病法》）

[组成] 秦艽 30g，当归 20g，细辛 10g，鸡血藤 50g，桂枝 15g。

[功效] 行气活血，和营通痹。

[适应证] 小儿麻痹后遗症。

[用法] 清水煎汤一小盆（去渣），趁热洗浴患肢 20 余分钟，

剩下药液，第 2 天加热后再用 1 次。

2. 瘫痪内服方（《特效按摩加小方治病法》）

[组成] 炙黄芪 30g，炒白术 15g，党参 20g，当归 15g，熟地黄 25g，鸡血藤 40g，桂枝 9g，炙全蝎 4g，怀牛膝 30g，虎杖 30g。

[功效] 补益肝肾，和营通痹。

[适应证] 小儿麻痹后遗症，舌红苔薄白，脉沉涩。

[用法] 将上药烘干，研为细末，炼蜜为丸，据小儿年龄，每服 2～5g，每日 2 次。

三十八、脓疱疮

脓包疮是由金黄葡萄球菌或溶血性链球菌引起的一种急性化脓性皮肤病。

验方（《中国民间疗法》）

[组成] 铅粉 12g，松香 6g，铅丹 6g，铜绿 9g。

[功效] 清热解毒。

[适应证] 脓疱疮。

[用法] 上四味共研末，将香油 30g 煎至滴水成珠为度，加头发一撮、黑槐条 7 寸煎枯，再加入上四味药末，煎成灰色，去火，用人乳汁 3mL，加黄蜡 15～18mL，待黄蜡融化后倒入器皿内备用，治疗时每日涂 1 次，一般 3～5 日治愈。

三十九、接触性皮炎

接触性皮炎是指皮肤黏膜接触外界某些物质后，主要在接触部位发生的炎症反应性皮肤病。

复方紫草汤（验方）

[组成] 紫草 20g，白蒺藜 20g，红花 10g，蚤休 15g，甘草

8g，蝉蜕 12g。

[功效] 疏风清热利湿。

[适应证] 接触性的皮炎，表现为红、肿、丘疹、大疱。

[用法] 每日 1 剂，水煎 3 遍，分早、中、晚服。

四十、脱肛

脱肛是指直肠黏膜或直肠脱出肛外的一种病症。

1. 验方（《中华中医网》）

[组成] 熟附子 10g，生地黄 10g，当归 30g，炙麻黄 30g，升麻 12g，柴胡 12g，西洋参 6g。

[功效] 益气升清举陷。

[适应证] 便时部分直肠黏膜及肛管脱垂于肛外，无法自行回收。

[用法] 水煎服，每日 1 剂，早晚温服

2. 验方（《中华中医网》）

[组成] 柴胡 10g，炙麻黄 60g，炙升麻 20g，白术 20g，党参 30g，甘草 10g，马齿苋 50g。

[功效] 益气升清举陷。

[适应证] 便时部分直肠黏膜及肛管脱垂于肛外，无法自行回收。

[用法] 上药加水 2000mL，煎至 1500mL 左右，倒入盆内，趁热蹲坐在盆上，熏 10～20 分钟，每日 2～3 次，10 天为一个疗程。

3. 益肾固脱汤（验方）

[组成] 熟地黄 12g，山茱萸 12g，杜仲 12g，淮山药 15g，生黄芪 20g，制首乌 12g，覆盆子 12g，金樱子 12g，五味子 5g。

[功效] 益肾固脱举陷。

[适应证] 便时部分直肠黏膜及肛管脱垂于肛外，无法自行回收。

[用法] 水煎服，每日 1 剂，早晚温服。

4. 补中益气汤（《脾胃论》）

[组成] 黄芪 15g，白术 10g，陈皮 10g，升麻 6g，柴胡 10g，党参 10g，当归 10g。

[功效] 益气升清举陷。

[适应证] 便时部分直肠黏膜及肛管脱垂于肛外，无法自行回收。

[用法] 水煎服，每日 1 剂，早晚温服。

四十一、水疝

水疝是睾丸或精索鞘膜积液引起阴囊或精索部囊形肿物的一种疾病。

1. 验方（《中医全说网》）

[组成] 桂枝 6g，苏叶 6g，苍术 10g，白术 10g，茯苓 10g，泽泻 10g，猪苓 10g。

[功效] 祛寒化湿。

[适应证] 水湿之气下注，阴囊部肿胀疼痛，阴汗时出，或见阴囊肿大光亮如水晶状，不红不热，或有瘙痒感，或于小腹部按之而有水声，舌红苔白滑，脉浮。

[用法] 水煎服，每日 1 剂，早晚温服。

2. 验方（《黑龙江医药》）

[组成] 川楝子 10g，青陈皮 10g，小茴香 10g，地肤子 10g，王不留行 10g，滑石 10g，白芷 15g。

[功效] 祛寒化湿。

[适应证] 水湿之气下注，阴囊部肿胀疼痛，阴汗时出，或见阴囊肿大光亮如水晶状，不红不热，或有瘙痒感，或于小腹部按之而有水声。

[用法] 水煎服，每日 1 剂，早晚温服。

四十二、肠痈

肠痈为外科常见急腹症，多因饮食失节、暴怒忧思，使肠胃运化动能失职，湿热邪毒内壅于肠而发。

大黄牡丹皮汤（《金匮要略》）

[组成] 大黄 12g（后下），牡丹皮 3g，桃仁 9g，冬瓜仁 30g，芒硝 9g。

[功效] 清热解毒，活血化瘀。

[适应证] 右少腹疼痛据按，按之其痛如淋，甚则局部肿痞，或右足屈而不伸，伸则痛剧，小便自调，或时时发热，自汗恶寒，舌苔薄腻而黄，脉滑数。

[用法] 水煎服，每日 1 剂，早晚温服。

四十三、紫癜

1. 六妙汤（《山西省著名中医临床经验选粹》贾六金验方）

[组成] 金银花 12g，苦参 8g，炒苍术 10g，黄柏 10g，怀牛膝 10g，薏苡仁 12g。

[功效] 清热利湿。

[适应证] 主治过敏性紫癜，症见双下肢对称分布出血点，可伴有瘙痒，压不褪色，或伴有关节疼痛，腹痛，或尿血、便血，舌质红苔白厚，脉滑。

[**用法**] 水煎服，每日1剂，早晚温服。

[**辨证加减**] 尿血明显者可加入白茅根、仙鹤草、紫草等凉血止血。不仅可用于治疗过敏性紫癜湿热为患，而且可用于治疗手足癣、湿疹、脓疱疮等湿热证。

2. 育阴消斑饮（《中国中医药报》周信有验方）

[**组成**] 生地黄20～30g，玄参20～30g，枸杞15～20g，旱莲草20g，当归9～15g，紫丹参20g，牡丹皮9g，赤芍20g，茜草15g，益母草20g，紫草20g，三七粉4～6g（早晚分冲），板蓝根20g，槐花20g。

[**功效**] 养阴清热，凉血和营，止血化瘀。

[**适应证**] 适用于证属阴虚内热，络损血溢的紫癜患者。症见皮肤紫癜、黏膜出血。

[**用法**] 水煎服，每日1剂。头煎二煎药液相混，早、中、晚分3次服。

3. 三紫地黄汤（《中国中医药报》周富明验方）

[**组成**] 紫背浮萍15g，紫丹参10g，紫草15g，生地黄10g，云茯苓10g，淮山药10g，建泽泻6g，山茱萸10g，牡丹皮10g。

[**功效**] 滋阴清热，凉血化瘀。

[**适应证**] 适用于证属阴虚血热的过敏性紫癜，紫癜性肾炎，，血瘀肌肤，皮肤瘀斑。

[**用法**] 水煎服，每日1剂，早晚温服。

四十四、病毒性心肌炎

病毒性心肌炎是由病毒感染引起的以局限性或弥漫性心肌炎性病变为主的疾病。以神疲乏力，面色苍白，心悸，气短，肢冷，多汗为临床特征。

调肺养心方（自拟方）（《刘弼臣用药心得十讲》）

［组成］辛夷10g，苍耳子10g（打碎先煎），玄参10g，板蓝根10g，山豆根5g，黄芪15g，麦冬15g，五味子10g，丹参15g，苦参15g，蚤休10g，阿胶10g（烊化）。

［功效］宣肺通窍，行气活血，祛邪护肺。

［适应证］病毒性心肌炎。患儿先发热、咽痛、咳嗽，大多数患儿而后经常出现咽喉不利，鼻塞反复不愈，甚至盗汗、自汗等症状。典型症状为心悸、胸闷、脉或结或代等。

［用法］水煎服，每日1剂，早晚温服。用此方加味治疗小儿病毒性心肌炎印证了刘弼臣教授的“治心不止于心，调理他脏以治心”的观点，此方是刘弼臣教授从肺论治小儿病毒性心肌炎的代表方剂，临床运用，疗效可靠。

四十五、多发性抽动症

多发性抽动症，临床以慢性、波动性、多发性运动肌快速抽搐，并伴有不自主发声和语言障碍为特征。

息风静宁汤（自拟方）（《刘弼臣用药心得十讲》）

［组成］辛夷10g（包煎），苍耳子10g（打碎先煎），玄参10g，板蓝根10g，山豆根5g，黄连3g，菊花10g，天麻3g，蝉衣3g，白芍10g，木瓜10g，伸筋草15g，钩藤10g（后下），全虫3g。

［功效］疏风通窍，息风化痰通络。

［适应证］反复不规则的抽动起病，表现为挤眼、噘嘴、皱眉、摇头、仰颈、提肩等。抽动有力，口出异声，大便秘结，小便短赤，舌红苔黄，脉弦数。

［用法］水煎服，每日1剂，早晚温服。